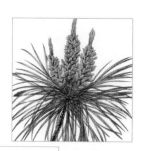
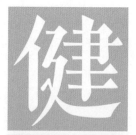

健康食材

知识手册

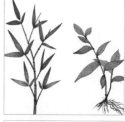

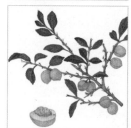

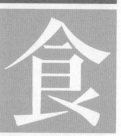

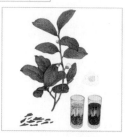

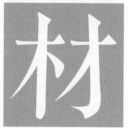

《健康食材知识手册》编委会 主编

U0226403

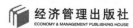
经济管理出版社
ECONOMY & MANAGEMENT PUBLISHING HOUSE

主编：

《健康食材知识手册》编委会

编委会：（以姓氏笔画为序）

马恩平　于建伟　王　桐　尹利端　冯燕青

石丽花　刘　磊　刘绍磊　孙　伟　陈　超

李爱民　杨长军　姜　嫚　罗　力　侯思远

赵明明　夏　泉　温　波　谢文娟　解玉凤

甄丽艳

美术编辑：（以姓氏笔画为序）

罗晓莉　周　华　谭凌燕

插画：

张洛溪

序

"民以食为天",是自然生存的必然规律,在经济不断发展的今天,"吃饱"、"吃好"已不再是大多数人的难题,"吃得健康、吃出文化和品位"这些更高的需求引起了人们的广泛关注,正逐步成为社会的主流。

其实,"吃得健康、吃出文化和品位"并不难。所谓"吃得健康",是指我们在日常饮食中能够掌握各种食材的性味营养,正确选择健康食材并将其合理搭配,能够让食物在满足"果腹"这一基本需求的基础上,更能滋养我们的身体,润泽我们的生命。而"吃出文化和品位",则需要"知其然并知其所以然",对每味食材所蕴含的渊源背景有所了解,这不仅可以让我们增长见识,在茶余饭后拥有更多"佐兴"的谈资,更能让我们的一餐一食富有价值、充满乐趣。

本书精心选择了数十种健康食材,通过轶事珍闻、典籍记载、营养价值、科学实验、答疑解惑五个部分详细介绍,以传奇的故事丰富见识、以厚重的典籍提升品位、以科学的知识普及健康,指引各位读者正确认识健康食材,合理安排日常饮食。

食物是人类生存发展的根本,只有怀着恭敬审慎的心灵对待自然赋予我们的每一种食材,我们才能从中收获健康的身体,成就美好人生。我们衷心希望,通过阅读这本《健康食材知识手册》,各位读者能与我们一起共享健康新生活。

目录

百合 1
薄荷 3
茶 5
刺梨 8
大豆 10
代代花 13
大蒜 14
大枣 16
淡竹叶 18

番茄 22
蜂蜜 25
佛手 27
茯苓 29
覆盆子 31
甘草 33
干姜 35
葛根 37
枸杞子 40
荷叶 43
核桃 45
黑米 47
黑芝麻 49
红花 51

胡萝卜 53
槐花 55
黄精 57
黄米 60
黄芪 62
桔梗 64
鸡内金 66
菊花 68
橘皮 71
决明子 73
苦杏仁 75
莱菔子 77
莲子 79
绿豆 81
玛咖 83
玫瑰花 86
魔芋 88
纳豆 91
南瓜 95
牛奶 97
蒲公英 100
葡萄 102
青梅 105
人参 108
肉苁蓉 111

肉桂 113
桑 115
沙棘 118
山药 120
山楂 122
石榴 124
熟地黄 126
松花粉 128
桃仁 134
菟丝子 136
乌梅 138
雪梨 140
亚麻籽油 142
薏苡仁 147
淫羊藿 149
蛹虫草 152
油茶籽油 155
余甘子 158
玉竹 161
紫薯 163
紫苏 164
低聚糖 166

参考书目 168

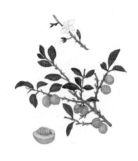

百合

莫疑衰老多夸语，渍蜜蒸根润上池。

——宋·舒岳祥 《百合》

【轶事珍闻】

百合的名字据说来自一个"百子合力救国"的古老故事。传说古时一个国王有 100 个儿子，国王的一个妃子居心叵测，与外臣勾结并且离间国王和皇后的感情。国王经不住谣言，最终把皇后赶出了皇宫。奸妃和外臣串通将国王软禁发动政变。皇后得知后，通知了这 100 个皇子。在皇子们的努力下，最终保住了国家。战争结束后，天上下起了雨，落在地上开出了洁白的花朵，人们根据百子合力救国的事件，为此花取名百合，意在赞美百子的美德。

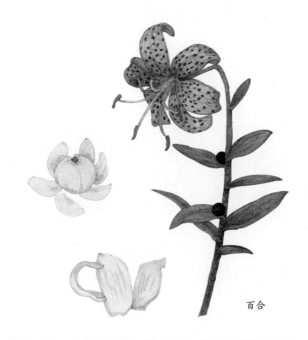

百合

人们最早只把百合作为食材和药材，及至南北朝时期，梁宣帝发现百合花很值得观赏，写下诗句："接叶有多种，开花无异色。含露或低垂，从风时偃抑。甘菊愧仙方，蕙兰谢芳馥"，赞美百合超凡脱俗、矜持含蓄的气质。至宋代，种植百合花的人更多，大诗人陆游也利用窗前的土丘种上百合花，并写下佳句："芳兰移取遍中林，余地何妨种玉簪，更乞两丛香百合，老翁七十尚童心"。宋庆龄平生非常喜欢百合花，每逢春夏，她的居室经常插上几枝。当她逝世的噩耗传出后，她生前的美国挚友罗森大夫夫妇，立即将一盆百合花送到纽约的中国常驻联合国代表团所设的灵堂，以表达对她深切的悼念。中国的百合花传到世界各国后，也备受大众的推崇。圣经《新约·马太福音》中载有"百合花赛过所罗门（以色列国王）的荣华"一语，人们广为传颂。

【典籍记载】

《神农本草经》：味甘，平。治邪气腹胀、心痛，利大、小便，补中益气。

《名医别录》：无毒。主除浮肿，胪胀，痞满，寒热，通身疼痛，及乳难喉痹肿，止涕泪。

《食疗本草》：平。主心急黄。

《本草纲目》：甘，平，无毒。

【营养价值】

百合是百合科百合属多年生草本球根植物。我国应用百合治疗疾病已有2000多年的历史。百合性味甘、寒，归肺、心经，可润肺止咳、清心安神。主要用于治疗阴虚燥咳、劳嗽咯血、虚烦惊悸、失眠多梦等症。中医认为，鲜百合具有养心安神、润肺止咳的功效，对病后虚弱的人非常有益。百合可用于润肺止咳，清心安神；治肺费久嗽，咳唾痰血；热病后余热来清，虚烦惊悸，神志恍惚；以及脚气浮肿等。百合与雪梨搭配食用，可滋阴益气，清心安神，润肺养肺。

经检测，百合含有蛋白质、脂肪、还原糖、淀粉，及钙、磷、铁，维生素B、维生素C，还含有一些特殊的营养成分，如秋水仙碱等多种生物碱。这些成分综合作用于人体，不仅有良好的营养滋补之功，而且还对秋季气候干燥引起的多种季节性疾病有一定的防治作用。

薄荷

薄荷花开蝶翅翻，风枝露叶弄秋妍。
——宋·陆游《题画薄荷扇》

【轶事珍闻】

在古希腊神话中，相传冥王哈迪斯爱上了美丽的精灵曼茜，而这引起了冥王的妻子佩瑟芬妮的强烈嫉妒。一次哈迪斯和曼茜幽会时被佩瑟芬妮撞见，佩瑟芬妮一怒之下把曼茜推倒在地，并用脚狠狠践踏她。哈迪斯见状于心不忍，于是把曼茜变成了一株不起眼的小草。内心坚强善良的曼茜变成小草后，身上拥有了一股清凉迷人的芬芳。越是被摧折踩踏，香气就越发浓烈。她被越来越多的人所喜爱，人们把这种草叫做薄荷。

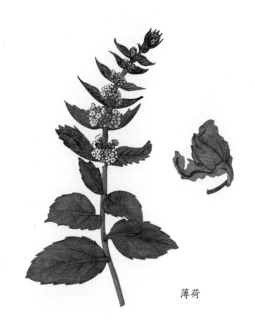

薄荷

罗马人与希腊人都很喜欢薄荷的味道。在节庆时，他们会把薄荷编织成花环佩戴在身上。埃及人将薄荷充当赋税。美洲印第安人会用薄荷来治疗肺炎。中国人使用薄荷由来已久。薄荷在中国的记载最早见于《唐本草》，早在2000多年前，中国人就已采集薄荷供食用和药用。人们发现薄荷有极强的杀菌抗菌作用，常喝它能预防病毒性感冒、口腔疾病，使口气清新；用薄荷茶汁漱口，可以预防口臭；用薄荷茶雾蒸面，能收缩毛孔；拿泡过的薄荷叶敷眼，能解除眼睛疲劳。在中国，薄荷还有"眼睛草"的别称，可用于治疗眼疾。

【典籍记载】

《新修木草》：主贼风伤寒发汗，恶气心，腹胀满，霍乱，宿食不消，下气。

《滇南本草》：味辛苦麻，性温，清头目诸风，止头疼眩晕，发散风痰。治伤风咳嗽，鼻塞声重，风咳。

《本草纲目》：利咽喉口齿诸病，治瘰疬疮疥。风瘙瘾疹。

【营养价值】

薄荷为唇形科多年生草本植物，全株具有浓烈的清凉香味，号称"亚洲之香"。其地上部分干燥后可以入药，是我国传统的中药之一。薄荷辛、凉，归肺、肝经，有疏散风热、清利头目、利咽、透疹、疏肝行气的作用。可用于风热感冒、风温初起、头痛、目赤、喉痹、口疮、风疹、麻疹、胸胁胀闷。现代研究表明，薄荷的主要化学成分有挥发油、黄酮类、有机酸、氨基酸等。薄荷中含有的薄荷脑、薄荷酮等挥发油成分，有助于平抚愤怒、沮丧的情绪，消除疲劳，平心静气，提神醒脑。现代医学还常将薄荷用于治疗风热感冒、头痛、风疹等。

【科学实验】

对中枢神经系统的作用

内服少量薄荷或薄荷油可通过兴奋中枢神经，使皮肤毛细血管扩张，促进汗腺分泌，增加散热，有发汗解热作用。

对消化系统的作用

薄荷醇有较强的利胆作用，能促进胆汁分泌，有助消化。

对呼吸系统的作用

薄荷醇的抗刺激作用增加气管的分泌，使稠厚的黏液易于排出，故有祛痰作用。

抗病原体的作用

体外试验表明，薄荷水煎剂对表皮葡萄球菌、金黄色葡萄球菌、变形杆菌、支气管包特菌、黄细球菌、绿脓杆菌、蜡样芽杆菌、藤黄八叠球菌、大肠杆菌、枯草杆菌、肺炎链球菌等均有较强的抗菌作用[1]。

参考文献：

[1] 梁呈元、李维林、张涵庆等：《薄荷化学成分及其药理作用研究进展》，《中国野生植物资源》，2003年第22卷第3期，第9-12页。

茶

琴里知闻唯渌水，茶中故旧是蒙山。
——唐·白居易 《琴茶》

【轶事珍闻】

"开门七件事，柴米油盐酱醋茶"，茶在中国人的日常生活中有着非常重要的地位。远古时期，老百姓就已发现和利用茶树。作为"国饮"，茶还形成了独特的文化，是中国文化中的一朵奇葩，芬芳而甘醇。

茶与养生密切相关，有着延年益寿的功效。宋代有记载：唐大中三年，有一个120岁的和尚到京城见皇帝。皇帝就问他你吃什么养生药这么长寿？和尚回答说：从小我们家就穷，从来不知道什么叫药，就是喜欢喝茶，不管到哪都求茶喝。这个120岁的和尚给皇帝上了一堂生动的养生课。茶自古就是宫廷的贡品，在皇帝中年寿最高的乾隆皇帝，对茶也有极大的嗜好。他六下江南，光为龙井作诗写文章就有五次。在乾隆85岁传位给嘉庆时，有一个老臣很留恋乾隆，说"国不可一日无君"。乾隆哈哈大笑，回了他一句话，说"国君不可一日无茶"，可见茶在他心目中的重要地位。

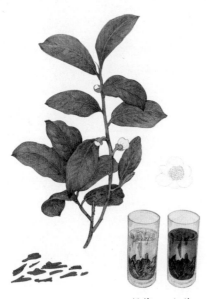

绿茶　红茶

酷爱喝茶的陆游，一生郁郁不得志，却活了80多岁，跟他喝茶有很大关系。他生于茶乡，当过茶官，晚年隐于茶乡，知茶之深，一生以茶入诗近三百首，曾写下"眼明身健何妨老，饭白茶甘不觉贫"的佳句。

【典籍记载】

《食疗本草》：利大肠，去热解痰。

《本草纲目》：苦、甘，微寒，无毒。浓煎，吐风热痰涎。

《本草汇》：消食下气，止渴醒眠，解炙煿之味，清头目酒毒。

《本草从新》：苦、甘，微寒。下气消食，去痰热，除烦渴，清头目，醒昏睡，解酒食油腻烧炙之毒，利大小便，止头痛，愈瘘疮。寒胃。消脂。

《随息居饮食谱》：微苦微甘而凉。清心神，醒睡除烦；凉肝胆，涤热消痰；肃肺胃，明目解渴，不渴者勿饮。以春采青色、炒焙得法、收藏不泄气者良。

【营养价值】

茶叶是山茶科植物——茶的嫩叶或嫩芽。中国是茶树发源地，也是最早发现和利用茶叶的国家。根据茶叶的发酵程度可划分成绿茶、乌龙茶、红茶、黑茶、白茶和黄茶等。生长在远离污染的高山和丘陵地区的茶叶，以其无农残、无有害金属，有机、天然、纯正的品质为佳。

中医认为，甘味多补而苦味多泻，茶叶是攻补兼备的良药。关于茶的功效中，属攻者如清热、清暑、解毒、消食、去肥腻、利水、通便、祛痰、祛风解表等；属补者如止渴生津、益气力、延年益寿等。从四气上说，茶性微寒，具有清热、解毒、泻火、凉血、消暑、疗疮等作用。

经现代科学鉴定，茶叶中含丰富的有机化学成分和无机矿物元素。这些成分与人体健康密切相关，其中具有药理作用的主要成分是茶多酚、咖啡碱、脂多糖等。茶多酚具有强抗氧化性和生理活性，能够阻断脂质过氧化反应，清除活性酶，有助于延缓衰老。茶多酚对人体脂肪代谢有着重要作用，可以抑制心血管疾病。另外，茶多酚有助于预防和抗癌，可以预防和治疗辐射伤害，能抑制和抵抗病毒菌，还能美容护肤。咖啡碱能促使人体中枢神经兴奋，增强大脑皮层的兴奋过程，起到提神益思、清心的效果。常饮茶，可刺激肾脏，促使尿液迅速排出体外，提高肾脏滤出率，减少有害物质在肾脏中滞留的时间；还可排除尿液中的过量乳酸，有助于人体尽快消除疲劳；有助于降脂助消化。另外，经常饮茶，对减少眼疾、护眼明目均有积极作用。

绿茶：

绿茶是以茶树的芽叶为原料，经杀青、揉捻、干燥等典型工艺制成的茶叶。其干茶色泽和冲泡后的茶汤、叶底以绿色为主调，特点是清汤绿叶。由于绿茶是未经发酵制成的茶，因此较多地保留了鲜叶的天然物质，具有提神消疲、抗氧化、防衰老、防辐射、防癌、杀菌、消炎等功效。

红茶：

红茶是以茶树的芽叶为原料，经萎凋、揉捻、发酵、干燥等典型工艺制成的茶叶，属于全发酵茶。红茶发酵过程中多酚类物质氧化为茶黄素、茶红素等一些新的成分，其香气与鲜叶相比明显增加，形成了红茶特有的红汤、红叶、香甜味醇的品质特征，具有暖胃护胃、调节血脂、预防心脑血管疾病等作用。

【科学实验】

抗氧化作用

　　浙江大学茶学系对茶多酚的抗氧化性进行了深入实验和研究，发现茶多酚是茶叶中的一种主要活性成分，有着独特的抗氧化效果。其抗氧化机理表现在六个方面：作用于自由基有关的酶，直接作用于自由基，络合金属离子，再生体内高效抗氧化剂，与其他成分协同增效和调节机体免疫力[1]。

降血糖作用

　　浙江大学茶学系对茶多糖、茶多酚的降血糖作用进行了深入研究，结果表明，茶多糖和茶多酚能够显著抑制糖尿病大鼠血糖升高，茶多糖的作用机理是抑制小肠糖降解酶活性[2]。

【答疑解惑】

绿茶和绿茶粉有什么区别？

　　绿茶粉是将幼嫩鲜茶叶经脱水干燥后，在低温状态下将茶叶瞬间粉碎成超微细粉。绿茶粉的营养成分与绿茶基本相同，但更易于释放和被人体吸收。将绿茶粉和绿茶科学配比，可以充分发挥它们的优势，不仅加强保健养生作用，而且浓爽适口、回味甘醇。

孕妇能喝茶吗？

　　茶叶中含有咖啡因，咖啡因有使人兴奋的作用，饮茶过多会刺激胎儿增加胎动，甚至危害胎儿的生长发育。另外，茶叶中含有鞣酸，鞣酸可与食物中的铁元素结合成为一种不能被机体吸收的复合物，所以孕妇如果过多地饮用浓茶就有引起妊娠贫血的可能，胎儿也可能出现先天性缺铁性贫血。因此不建议孕妇饮茶。

参考文献：

[1] 胡秀芳、沈生荣、朴宰日、杨贤强：《茶多酚抗氧化机理研究现状》，《茶叶科学》，1999年第19卷第2期，第93-103页。

[2] 丁仁凤、何普明、揭国良：《茶多糖和茶多酚的降血糖作用研究》，《茶叶科学》，2005年第25卷第3期，第219-224页。

刺梨

新酿刺梨邀一醉，饱与香稻愧三年。

——清·吴嵩梁　《还任黔西》

【轶事珍闻】

在我国南方的田间山头，初夏之际，常有状似单瓣玫瑰的粉色花朵绽放，花不起眼，香气也清淡，然而，秋季却有维生素 C 含量极其丰富的果实成熟，扁圆的果子密生小刺，故称为刺梨。

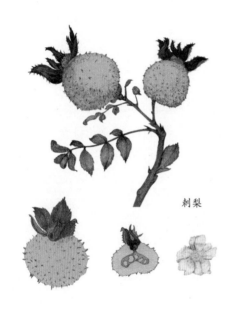

刺梨

刺梨酸涩无比，但药用价值很高。相传，三国时期，孟获在云贵边界造反，诸葛亮率军讨伐，正欲点兵，突然中军来报军士们腹痛恶心，病倒许多。诸葛亮令随军医师前往治疗。谁知，他们服药后更加严重。危难之时，突然有人求见诸葛亮，此人人称"醉葫芦"，先族为刘邦军士，现闻军中有难，前来献策。他问清病情后，不慌不忙地从怀中掏出一个葫芦拔开了塞子，这时，一股奇香立即冲进大家的鼻孔。"醉葫芦"把葫芦递给诸葛亮，诸葛亮只喝了一口，便觉得心旷神怡，于是心下大喜。随后，"醉葫芦"将带来的十几坛幽香无比的好酒分给军士，凡生病者每人一杯，众军士喝下此酒全部痊愈。三军无不欢欣鼓舞，以为逢上仙人搭救，士气大振，也成就了后来"七擒孟获"的传奇。事后，诸葛亮问这酒为什么有如此神力，"醉葫芦"说，云贵边界安顺一带瘴气弥漫，唯一的治疗办法就是喝下用刺梨做成的酒。诸葛亮急忙让随军医师记下，并让军士采集刺梨，将其作为军中圣品。

【典籍记载】

《广西特色中草药资源选编》：味甘、酸、涩、性平。健脾，消食，止泻。

【营养价值】

刺梨为蔷薇科植物缫丝花的果实，又名天赐梨、茨梨、木梨子，果肉脆，成熟后有浓芳香味，是滋补健身的营养珍果。刺梨分布于山区，收获期不足 30 天，且植株和果实均带刺，采收非常不易。

刺梨的药用价值很高，其花、叶、果、籽均可入药，有健胃、消食、滋补、止泻的功效。中医认为，刺梨味甘、酸，性凉，归脾、胃、大肠经，具有健胃消食、清热解暑的功效，可用于治疗积食腹胀、痢疾、肠炎等。

成熟的刺梨肉质肥厚、味酸甜、果实富含糖、维生素、胡萝卜素、有机酸和多种氨基酸、微量元素，以及超氧化物歧化酶（以下简称 SOD）。

刺梨中维生素 C、维生素 P、SOD 含量雄冠所有水果，故获得"三王之果"的美誉。作为"维生素 C 大王"，刺梨的维生素 C 含量极高，比梨、苹果约高 800 倍，比红橘约高 100 倍，比柚类约高 18 倍，比沙棘约高 9 倍，比猕猴桃约高 9 倍。维生素 C 有抗衰老、延长女性青春期等作用，因多种成分的共同作用，刺梨提取物中的维生素 C 所起的作用大大超过其他提取物中维生素 C 所起的作用。作为"维生素 P 大王"，在 160 多种试验品中，刺梨的维生素 P 含量是柑橘的 120~360 倍、银杏叶的 11~12 倍。作为"SOD 活力王"，刺梨是 SOD 含量最丰富的水果，是药用酶 SOD 极高含量提取源。SOD 是国际公认具有抗衰、防癌作用的活性物质，还具有抗病毒、抗辐射的作用，在心血管、消化系统和各种肿瘤疾病防治方面，应用十分广泛。

【答疑解惑】

什么是"第三代水果"？

近年来，世界上根据水果栽培历史和开发利用程度，将水果划分为第一代（1G）、第二代（2G）、第三代（3G）。

第一代水果是指人工选育栽培的传统水果，栽培历史一般都在几百年或千年以上。主要种类有梨、桃、葡萄、苹果、柑橘等。第一代水果开发利用程度很高，种植面积最大，占我国水果种植面积的 80% 以上。

第二代水果是指近几十年来开发的人工栽培的野生山果。主要有猕猴桃、草莓、山楂、冬枣等。第二代水果近一二十年发展最为迅速，规模不断扩大，经济效益和营养价值明显高于第一代水果，目前，约占我国水果种植面积的 10%。

第三代水果是指分布于山林，尚未被开发利用，处于野生状态的山果和一些新开发的优特水果，也就是野生、高营养又具备药理功能的"药食同源"水果，主要有余甘子、刺梨、沙棘、桑椹等。近几年来，现代科学证实第三代水果的营养价值远高于前两代水果。国际市场对第三代水果的需求量越来越大，种植和开发第三代水果已成为 21 世纪果品发展的一种新趋势。

大豆

一裘良已暖，半菽可无饥。
——宋·陆游 《书日用事》

【轶事珍闻】

圆滚滚、黄灿灿的大豆，被中国人以魔术般的手法制就繁多美食，鲜嫩的豆子可以烹饪成各种佳肴，成熟的干豆也可以炒制成磨牙的干货，还有豆浆、豆花、豆腐、豆干……各种美食数不胜数。大豆在古书中称"菽"，秦汉以后才被叫做"豆"，是植物中蛋白质最丰富、最廉价的来源，也是豆类中营养价值最高的品种，被称为"豆中之王"、"田中之肉"、"绿色的牛乳"等，备受营养学家推崇。

西方国家开始注意到大豆食品，大约是在 100 多年前。当时日俄战争中日本大胜俄国，许多人疑惑：是什么支持了日军顽强的体力？德国人对照了双方的军粮，一种神秘

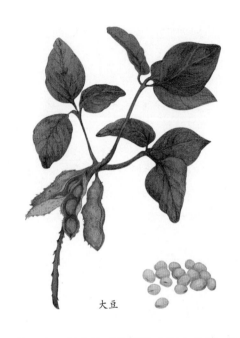

大豆

的未知食品——大豆引起了他们的注意，于是第二次世界大战时德国从中国东北进口了约 30 万吨大豆充作军粮。第二次世界大战时，英国的《泰晤士报》曾对大豆食品与德军闪击战成功的情报惊叹不已，认为德军神速得益于大豆食品。

【典籍记载】

《食疗本草》：平，主霍乱吐逆。

《本草纲目》：甘，温，无毒。研末，熟水和，涂痘后痈。

《本草求真》：生则疏泄，熟则作滞。

【营养价值】

大豆，又名黄豆，是豆科大豆属植物大豆的种子。大豆性甘、平，归脾、胃、大肠经。中医认为大豆健脾消积，利水消肿。主治食积泻痢、腹胀食呆、脾虚水肿、疮痈肿毒、

外伤出血。

现代医学研究证明，大豆中蛋白质含量高达 40% 左右，可与动物蛋白媲美。其脂肪含量为 18%~20%，与动物性脂肪相比其含胆固醇少，而富含亚油酸及亚麻酸，这类不饱和脂肪酸使大豆具有降低胆固醇的作用；卵磷脂也较多，对神经系统的发育有重要意义。大豆中还富含钙、磷、铁、钾、钠等微量元素，易被人体吸收，对神经衰弱、体虚者、缺铁性贫血患者大有裨益。

大豆磷脂是以大豆为原料所提取的磷脂类等物质，具有促进和改善脂肪吸收和分解的功能；含有人体所必需的营养素；能够保护和增强肝脏，使肝脏对营养合成和解毒功能增强。现代科学证明，磷脂是人体细胞膜的主要构成成分。人体补充磷脂可以修补被损伤的细胞膜，提高代谢能力、自愈能力和机体组织的再生能力，使细胞保持活力。它是在消除血清胆固醇、甘油三酸酯等过程中起重要作用的高密度脂蛋白的基本成分。人脑中约含有 40% 的磷脂，增加一定量的大豆磷脂，能够使脑细胞迟钝得到改善。

大豆异黄酮是从天然大豆中提取的生物活性物质，与雌激素的分子结构非常相似，具有双向调节女性体内雌激素水平的作用，被誉为"植物雌激素"。大豆异黄酮主要具有两方面的作用：神奇的双向调节作用；能够有选择地与雌激素受体结合且性质温和。大豆异黄酮与脑、前列腺、膀胱、心血管、骨组织这些受体的亲和力强，而对子宫、卵巢、乳腺等的亲和力弱，因而避免了补充外源雌性激素可能诱发癌症的可能。

【科学实验】

提高记忆能力及抗氧化能力

浙江师范大学化学与生命科学学院在实验中发现，大豆磷脂能有效提高致衰大鼠的学习记忆能力，并明显降低致衰大鼠组织内的 MDA 含量，提高其组织中 SOD 和 CAT 酶活性。这说明大豆磷脂能促进机体内源性抗氧化物质的产生，提高抗氧化酶活性，抑制 MDA 生成，具有明显的抗氧化作用。大豆磷脂可以有效延缓机体的衰老，为其作为延年益寿的保健品和食品添加剂提供了理论依据[1]。

在《磷脂酰胆碱对小鼠记忆障碍模型的影响》实验中发现，磷脂酰胆碱能明显改善记忆获得障碍小鼠、记忆巩固障碍小鼠和记忆再现障碍小鼠的学习记忆能力，具有整合益智作用。

【答疑解惑】

大豆异黄酮是雌激素吗？

大豆异黄酮是大豆中含有多个酚羟基的一类多酚化合物的总称，主要分布在大豆种子的子叶和胚轴中。大豆异黄酮的化学结构中含有双酚，它与人体分泌的雌激素在结构上十分相似，在发挥生物作用时，可与雌激素的受体结合，表现为类雌激素活性和抗雌激素活性，因此被科学家称为"植物雌激素"。但是它与合成激素是完全不同的物质，无合成激素的副作用。

类黄酮和黄体酮有什么区别？

类黄酮是一类多酚化合物，广泛存在于水果、蔬菜、谷物、根茎、树皮、花卉、茶叶和红酒中，有数千种。根据化学结构，类黄酮可分成以下几类，最常见的有黄酮醇、黄酮、黄烷醇（儿茶素）、异黄酮等。大豆异黄酮和竹叶黄酮都属于类黄酮，是人体所必需的天然营养素，是广泛存在于植物中的天然有机化合物。

黄体酮是由卵巢黄体分泌的一种天然孕激素，在体内对雌激素激发过的子宫内膜有显著形态影响，是维持妊娠所必需的激素。

参考文献：

[1] 毕洁琼、邵邻相、徐玲玲、巩菊芳、张钧平、吕学维、麻艳芳：《大豆磷脂对 D-半乳糖致衰大鼠学习记忆及抗氧化能力的影响》，《中国粮油学报》，2011 年 2 月第 26 卷第 2 期，第 9-13 页。

代代花

【轶事珍闻】

代代花的果实通常在植株上 2~3 年不落，隔年花果同存，犹如"三世同堂"。代代果实初呈深绿色，成熟后显橙黄色，挂满枝头，十分悦目，至翌年春夏亦不脱落，反而又变成青绿色，故有"回青橙"之称。如养护得法，果实可宿存到第三年，因而得名"代代"。代代花是重要的木本香花及观果植物，盆栽观赏，甚为清雅，分布于中国南部各地，浙江、江苏、广东、贵州等地有栽培，夏季采收，烘干备用，亦可用鲜品。

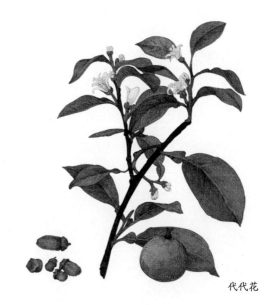

代代花

【典籍记载】

《饮片新参》：理气宽胸，开胃止呕。

【营养价值】

代代花又名回青橙、玳玳，是芸香科植物代代花的花蕾，性微寒，味苦、酸。代代花内含挥发油、柠檬烯、癸醛、壬醛、月桂酸、乙酸芳樟酯、乙酸橙花酯、乙酸龙牛儿酯、橙皮甙、新橙皮甙等成分，中医称为"福寿草"。代代花可理气宽胸，开胃止呕，常用于胸腹闷胀痛、食积不化、痰饮、脱肛等症，具有强心、利尿、镇静及减慢心率的功能，能降低神经系统的兴奋性和脊髓反射机能亢进，用于急性病和慢性心功能不全，可治充血性心力衰竭、心脏性水肿和心房纤维性颤动，与溴化银合用能加强对癫痫病的治疗作用。

大蒜

慢绳金麦穗，帘钩银蒜条。
——北周·庾信《梦入堂内》

【轶事珍闻】

2000年前，恺撒大帝远征欧非大陆时，命令士兵每天服1头大蒜以增强气力，抗疾病。时值酷暑，瘟疫流行，对方士兵得病者成千上万，而恺撒士兵无一染上疾病腹泻。仅用短短几年的时间便征服了整个欧洲，建立了当时最强大的古罗马帝国。 第一次世界大战时，大不列颠帝国的军需部门曾购买十吨大蒜榨汁，作为消毒药水涂于纱布或绷带上医治枪伤，以防细菌感染。 第二次世界大战时，由于药品的严重缺乏，许多国家的军医都使用大蒜为士兵治疗伤口，当时，苏联曾誉称大蒜汁为"盘尼西林"。 我国近代的八年抗日战争中，八路军和新四军的军医也曾用大蒜防治感冒、疟疾及急性胃肠炎等疾病，增强了革命战士的体质。

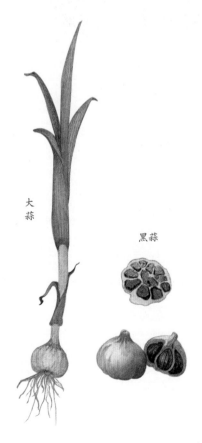

大蒜

黑蒜

【典籍记载】

《名医别录》：散痈肿疮，除风邪，杀毒气。

《本草纲目》：其气熏烈，能通五脏，达诸窍，去寒湿，辟邪恶，消痈肿，化癥积肉食，此其功也。

【营养价值】

大蒜：

大蒜又叫蒜头、大蒜头、胡蒜、葫等，是蒜类植物的统称。大蒜为百合科葱属，多年生草本植物的地下鳞茎。大蒜性味辛，温通达，入肺、脾、心经；温中健胃，消食理气；具有抗菌、消炎、祛风、止痢、散痈、消毒等功效。现代研究表明，大蒜含蛋白质、脂肪、碳水化合物、维生素C、硫胺素、核黄素、烟酸、蒜素、柠檬醛以及钙、磷、铁、硒、锗等微量元素。大蒜素是大蒜中主要生物活性成分的总称，主要含硫化合物，抗氧化性强、杀菌力强。大蒜还含有蒜胺，这种物质对大脑非常有益。大蒜能促进新陈代谢，降低胆固醇和甘油三酯的含量，被用来降低胆固醇水平和患心血管疾病的风险。此外，它还具有降血脂、降血压、降血糖、防癌抗癌、加强免疫、延缓衰老等功能。大蒜是非常好的保健食品。

黑蒜：

黑蒜又名黑大蒜、发酵黑蒜，是用新鲜的生蒜，带皮在高温高湿的环境里自然发酵制成的食品，由于经过发酵后整个蒜瓣都呈现黑色，因此被称为黑蒜。黑蒜去除了大蒜的异味，带有甜味、口感好，无须再经处理即可直接食用。黑蒜具有良好的营养价值和保健功能。黑蒜在保留白蒜原有成分的基础上，使白蒜的抗氧化、抗酸化功效提高了数十倍；蛋白质、糖分、维生素、氨基酸等含量显著提高，还将白蒜本身的蛋白质大量转化成人体每天所必需的氨基酸。黑蒜易被人体迅速吸收，具有更高的抗氧化活性，对增强人体免疫力、缓解人体疲劳、保持人体健康起到积极作用，而且味道酸甜，食用后无蒜味，不上火。

【科学实验】

抗氧化作用

祝炳俏等的实验研究结果表明，黑蒜可以显著降低血液和肝脏组织中丙二醛的含量，提高组织中抗氧化酶的活性，黑蒜降低丙二醛含量和提高 GSH-Px 活性的作用明显好于白蒜，说明黑蒜的抗氧化作用明显好于白蒜[1]。

参考文献：

[1]祝炳俏、吴海歌、刘媛媛等：《黑蒜抗氧化活性研究》，《食品研究与开发》，2008年第29卷第10期，第58-60页。

大枣

一日食三枣，郎中不用找。
门前一棵枣，红颜直到老。
——民谚

【轶事珍闻】

"庭前八月梨枣熟，一日上树能千回"，杜甫的诗句生动地描绘了枣对少年郎的诱惑力。粒粒红枣，是金秋时节最甘甜的果品，它既味美又营养丰富，无愧于"百果之王"的称号。

大枣起源于中国，在中国已有8000多年的种植历史，自古以来就被列为"五果"（桃、李、梅、杏、枣）之一。传说中枣本为天界仙果，金童玉女受王母娘娘所派，持仙枣到人间犒赏治水有功的大禹，半路经不住诱惑将其偷吃。王母娘娘盛怒之下便把他们变成两颗枣核打下凡间，从此，世上便有了枣。后来王母娘娘巡视人间，在摘枣时

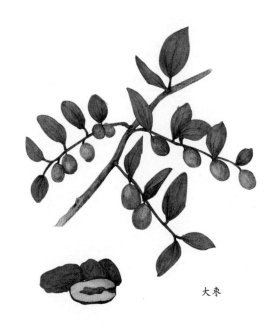

大枣

不慎被枣刺刺破了手指，她的鲜血将枣染红。因王母娘娘的血为仙精所在，所以红枣便有了治病、保健和养颜的功能。

"铁齿铜牙纪晓岚"可谓妇孺皆知，但很少人知道纪晓岚的祖籍河北沧州是著名的"中国金丝枣之乡"。纪晓岚酷爱吃枣，枣"能陪茶酒能陪药，也伴糕汤也伴糖"，他大烟大肉一辈子，竟活到古人羡慕的82岁，想必大枣的调补功不可没。

【典籍记载】

《神农本草经》：味甘，平。主心腹邪气，安中，养脾，助十二经，平胃气，通九窍，补少气少津，身中不足，大惊，四肢重，和百药。久服轻身长季。

《名医别录》：无毒。补中益气，强力，除烦闷，治心下悬、肠澼。久服不饥神仙。

《本草纲目》：甘，平，无毒。

【营养价值】

大枣作为中药应用已有 2000 多年的历史，《神农本草经》中将大枣列为"主养命"的上品。中医认为，大枣具有补虚益气、养血安神、健脾和胃等作用，是脾胃虚弱、气血不足、倦怠无力、失眠多梦等患者良好的保健营养品。大枣益气生津，可治疗老年人气血津液不足、胃虚食少、脾弱便溏，对老年健身和延缓衰老有很好的作用。

大枣富含蛋白质、糖类、胡萝卜素、维生素 E、维生素 C、维生素 P、B 族维生素，以及钙、磷、铁和环磷酸腺苷等营养成分。其中，维生素 C 的含量在果品中名列前茅，是葡萄、苹果的 70~80 倍，维生素 P 的含量也很高，这两种维生素对防癌和预防高血压、高血脂都有一定作用。

现代药理研究发现，大枣中含有多种生物活性物质，如大枣多糖、黄酮类、皂苷类、三萜类、生物碱类、环磷酸腺苷、环磷酸鸟苷等，对人体有多种保健功效，具有抗肿瘤、抗氧化、降血压、降胆固醇、保肝护肝、提高免疫力、抗过敏、防治心血管病、防治骨质疏松和改善贫血等作用。

大枣的维生素 P 含量为所有常见果蔬之冠，具有维持毛细血管通透性、改善微循环从而预防动脉硬化的作用，还可促进维生素 C 在人体内积蓄。皂苷类物质具有调节人体代谢、增强免疫力、抗炎、抗变态反应、降低血糖和胆固醇含量等作用；黄酮类物质可用于高血压和动脉硬化的治疗和预防；环磷酸腺苷是人体能量代谢的必需物质，能增强肌力、消除疲劳、扩张血管等，可防治心血管疾病。多糖、部分氨基酸是保护肝脏的营养剂，能促进肝脏合成蛋白，增加血清红蛋白与白蛋白含量，调整白蛋白与球蛋白比例，有预防脂肪肝、降低血清谷丙转氨酶水平等作用。大枣还有健脾养胃之功能，"脾好则皮坚"，皮肤容光焕发，毛发则有了安身之处，所以常食大枣可以防止头发脱落，帮助长出乌黑发亮的头发。此外，大枣还有补充钙质、防治遗精、防腹泻等作用。

淡竹叶

宁可食无肉，不可居无竹。

无肉令人瘦，无竹令人俗。

人瘦尚可肥，士俗不可医。

——宋·苏轼 《于潜僧绿筠轩》

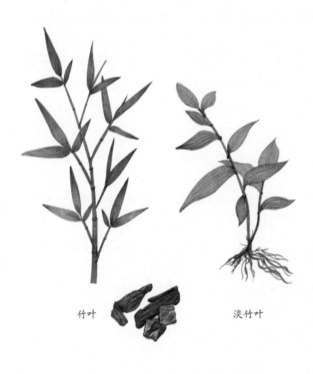

竹叶　　　　　　淡竹叶

【轶事珍闻】

相传，建安十九年，曹操独揽大权，在朝中威势日甚，此时刘备已取得了汉中，羽毛渐丰，在诸葛亮的建议下，发兵声讨曹操。先锋即是张飞与马超，两人兵分两路。张飞一路兵马到巴西城后，即与曹操派来的大将张郃相遇。张郃智勇双全，筑寨拒敌。猛张飞急攻不下，便指使军士在阵前骂阵。张郃不理，在山寨上多置檑木炮石，坚守不战，并大吹大擂饮酒，直气得张飞七窍生烟，口舌生疮，众兵士也多因骂阵而热病烦渴。诸葛亮闻后，便派人送来了佳酿 50 瓮，并嘱咐张飞依计而行。酒抬到了阵前，张飞吩咐军士们席地而坐，打开酒瓮大碗饮酒，自己更是把瓮大饮。有细作报上山寨，张郃登高一看，果然如此，恶狠狠地骂道："张飞欺我太甚！"传令当夜下山劫寨，结果遭到惨败。原来张飞使的是一条"诱敌之计"，他们白天在阵前喝的不是什么"佳酿美酒"，而是诸葛亮遣人送来的一种中药汤———淡竹叶汤，既诱张郃上当，又为张飞和众军士们解火治病。

【典籍记载】

《神农本草经》：味苦，平。主咳逆上气、溢筋急、恶疮，杀小虫。

《名医别录》：味辛，平、大寒。主治胸中淡热，咳逆上气。

《滇南本草》：味苦，性寒。治肺热咳嗽，肺气上逆。治虚烦发热，退虚烧止烦热。

《本草纲目》：甘，寒，无毒。叶：去烦热，利小便，清心。

【营养价值】

淡竹叶，多年生草本，是禾本科淡竹叶属植物的干燥茎叶。2002年淡竹叶被卫生部列入《既是食品又是药品的物品名单》。淡竹叶甘、淡，寒，归心、胃、小肠经，可清热泻火、除烦止渴、利尿通淋。用于热病烦渴、小便短赤涩痛、口舌生疮。

现代医学研究表明，淡竹叶提取物有效成分包括黄酮、酚酸、蒽醌、内酯、多糖、氨基酸、微量元素等，具有优良的抗自由基、抗氧化、抗衰老、抗疲劳、降血脂、预防心脑血管疾病、保护肝脏、扩张毛细血管、疏通微循环、活化大脑、促进记忆、改善睡眠、抗癌症、美化肌肤等功效。

从淡竹叶及竹叶中提取出来的竹叶黄酮是中国首创的具有中国本土资源特色和自主知识产权的植物类黄酮制剂。竹叶黄酮以其丰富的原料来源、明确的功能因子、令人信服的安全性、高效稳定的制剂品质和清新甜香的竹子风味等特点出现在防治心脑血管病的功能性食品和医药保健品领域。它具有较好的抗过氧化氢诱导的脂质过氧化作用，能够有效抵抗人体 LDL-C 过氧化作用，可以提高谷胱甘肽过氧化物酶（GSH-px）和超氧化物歧化酶（SOD）活力。系统研究表明，含有竹叶黄酮的药品和保健品具有预防和治疗前列腺炎（细菌性及非细菌性炎症）、前列腺增生以及前列腺肿瘤等相关的泌尿系统疾患作用。竹叶黄酮扩张冠脉血管和增强冠脉流量的作用显著，能明显改善心肌缺血，并对心肌缺血具有明显的保护作用，具有一定的抗血小板聚集和防止血栓形成的作用。

【科学实验】

抑菌作用

中国林业科学研究院亚热带林业研究所通过实验证明，淡竹叶提取物具有较好的抑菌活性[1]。此外，也有人在研究淡竹叶提取物及其在口腔护理应用中发现，淡竹叶提取物对伤寒沙门氏菌、痢疾志贺氏菌、小肠结炎耶尔森氏菌、金黄色葡萄球菌、蜡样芽孢杆菌、魏氏梭菌、肉毒梭菌均有不同程度的抑制作用。在相同时间内，淡竹叶提取物浓度越高，抑菌率就越高；同一浓度的提取液，作用时间越长，抑制率也就越高[2]。

抗氧化作用

浙江大学生物系统工程与食品科学学院通过《竹叶黄酮的抗氧化性及其心脑血管药理活性研究进展》实验证明，以黄酮类化合物和香豆素类内酯为主的淡竹叶提取物，具有优良的抗自由基、抗氧化、抗衰老、抗菌、抗病毒及防治老年退行性疾病等生物学功效。最新的药理实验研究证实，竹叶黄酮具有良好的清除自由基、抗氧化和调节血脂作用，且无毒副作用；能显著抑制由 AAPH 诱导的脂质体过氧化，防止人类血清氧化，降低动物脂质过氧化、升高 GSH-Px 和 SOD 活性；能有效扩张冠脉血管，增加冠脉流量，明显改善心肌缺血缺氧及缩小心梗范围，降低血小板聚集，有效抑制凝血过程，对脑缺血有一定的抑制作用[3]。

抗缺氧作用

沈阳药科大学药学院、中国医科大学第二临床医院神经外科在实验中证明，淡竹叶提取物能延长多种原因所致缺氧动物的存活时间[4]。

抗血栓作用

淡竹叶提取物能显著延长小白鼠凝血时间及家兔白陶土活化部分凝血活酶时间，提示该物质通过干扰内源性凝血系统因子的活性，从而使纤维蛋白的生成受到抑制。淡竹叶提取物还能显著延长家兔凝血酶原时间，通过干扰外源凝血系统因子的活性，而抑制凝血酶原向凝血酶的转变，从而使纤维蛋白原向纤维蛋白的转变受到抑制。淡竹叶提取物能显著抑制 ADP 引起的家兔血小板聚集，从而具有抑制动脉血栓形成的作用。淡竹叶提取物具有活血化瘀作用，该作用将成为其临床预防及治疗脑血管疾病的药理学基础之一[5]。

【答疑解惑】

黄酮类化合物有什么作用？

黄酮类化合物是存在于植物中的天然产物，是许多中草药的有效成分，如苦荞、山楂、桑叶、银杏叶、竹叶、可可、葛根等。它既是药理因子又是营养因子，具有降血压、降血脂、防止血栓形成、防治心脑血管病、增强免疫、降低血管脆性、改善心脑血管血液循环等作用。黄酮类化合物具有多重生理和药理活性，特别是其出色的抗自由基、抗氧化、抗病毒和抗炎活性，可在心脑血管疾病、肿瘤、糖尿病并发症、前列腺疾病等慢性、多靶点疾病防护中发挥作用，在当今社会是备受推崇的一类食品保健功能因子。

竹叶黄酮对丙烯酰胺形成的抑制作用如何？

卫生部公布的《食品中丙烯酰胺的危险性报告》指出，丙烯酰胺具有潜在的神经毒性、遗传毒性和致癌性。丙烯酰胺是一种有机化合物，在高温油炸和烧烤的淀粉类食物（如炸薯片、薯条等）中含量很高，超过饮水中允许最大限量的 500 多倍。丙烯酰胺进入体内又可通过多种途径被人体吸收，导致遗传物质损伤和基因突变，严重影响健康。因此专家建议：尽可能避免连续长时间或高温烹饪淀粉类食品，提倡平衡膳食，改变油炸和高脂肪食品为主的不良饮食习惯，减少因丙烯酰胺可能导致的健康危害。

各国科研机构一直在努力寻找减少丙烯酰胺的方法。经研究，浙江大学发现竹叶黄酮对抑制食品热加工中形成丙烯酰胺有明显效果，抑制率达 15％ ~98％。芬兰赫尔辛基大学食品技术研究所专家也发现，在制作炸薯条的过程中，使用类黄酮可大大减少炸薯条内的致癌物质丙烯酰胺。在炸鸡、薯条充斥的时代，食用竹叶黄酮制剂，可有效减小丙烯酰胺对健康的影响。

参考文献：

[1] 杨卫东、费学谦、王敬文：《不同溶剂对竹叶提取物抑菌作用的影响》，《食品工业科技》，2006 年第 1 期，第 77-79 页。

[2] 王腾凤、林英光、陈敏珊、陈雄：《竹叶提取物及其在口腔护理中的应用》，《牙膏工业》，2005 年第 3 期，第 15-17 页。

[3] 陆柏益、张英、吴晓琴：《关于黄酮类化合物的若干研究结果》，《林产化学与工业》，2005 年第 9 期，第 120-124 页。

[4] 付晓春、王敏伟、李少鹏、曹丽莉：《竹叶提取物的抗缺氧作用》，《中医新药与临床药理》，2005 年 2 月第 16 卷第 2 期，第 100-102 页。

[5] 李少鹏、王成林、潘蔚然、蔡侃之：《竹叶提取物的抗血栓作用研究》，《中国热带医学》，2005 年第 5 卷第 6 期，第 1202-1204 页。

番茄

番柿，一名六月柿，茎如蒿，高四五尺，
叶如艾，花似榴，一枝结五实或三四实，
一数二三十实。缚作架，最堪观。来自西番，故名。
——明·王象晋 《二如亭群芳谱》

【轶事珍闻】

番茄成熟时鲜红欲滴，红果配绿叶，十分美丽诱人。它原产于秘鲁和墨西哥，是一种生长在森林里的野生浆果。20世纪60年代，人们发现生活在地中海沿岸国家的人很少患前列腺肥大症及心血管疾病。经过多年的研究与探索，发现地中海沿岸气候温暖湿润，非常适合番茄生长，番茄自然而然成为当地人的主要食品，番茄中所含的一种绛红色物质是防治前列腺肥大的关键成分，科学家将其命名为"番茄红素"。

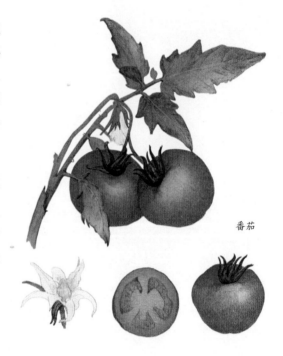

番茄

【典籍记载】

《图解中草药大全》：性平，味甘酸。健胃消食，生津止渴。治食欲不振，口渴。

【营养价值】

番茄别名西红柿、洋柿子，古名六月柿、喜报三元，是茄科番茄属植物番茄的新鲜果实。中医认为，番茄性味酸甘，有生津止渴、健胃消食、清热解毒的功效。对热病口渴、过食油腻厚味所致的消化不良、中暑、胃热口苦、虚火上炎等病症有较好的治疗效果。

现代研究表明，番茄富含维生素C、胡萝卜素、番茄红素等，能够减少毒素和脂肪的积聚，起到减肥的效果。同时，番茄可以促进消化、利尿、抑制多种细菌，有祛斑美容的效果。科学调查发现，长期经常食用番茄及番茄制品的人，受辐射损伤较轻。番茄可以促进血液中胶原蛋白和弹性蛋白的结合，使肌肤充满弹性，娇媚动人。

番茄红素是类胡萝卜素的一种，在人体内不能自行合成，必须从蔬菜和水果中获得，它是一种脂溶性维生素，其抗氧化性能是天然类胡萝卜素中最强的，具有极强的清除自由基的能力，特别是在对抗辐射、保护前列腺和预防心血管疾病方面具有保健作用，被称为"藏在西红柿里的黄金"。

番茄红素的抗辐射能力、抗氧化能力较强。功能试验显示，当受到强烈辐射时，番茄红素可以显著提高人体血液中的白细胞数，有效保护人体中的 SOD。因此，番茄红素能减少紫外线对皮肤的辐射伤害，保护皮肤。番茄红素是目前已知的最有效的抗氧化活性物质之一，能够通过物理和化学方式淬灭单线态氧，捕捉过氧化自由基，它的抗氧化能力约为 β - 胡萝卜素的 3 倍、维生素 E 的 100 倍。番茄红素独特超凡的抗氧化能力，可以清除人体内导致衰老和疾病的自由基，延缓衰老。

另外，番茄红素还可以清除前列腺中的自由基，保护前列腺组织，减少前列腺疾病的发病概率，阻止前列腺的癌变进程，并有效减少胰腺癌、直肠癌、喉癌、口腔癌、乳腺癌等癌症的发病危险。

【科学实验】

清除自由基

湖南农业大学生化与发酵工程实验室以新鲜番茄为原料，采用化学溶剂浸提法提取抗氧化类胡萝卜素，利用微弱化学发光法检测其清除自由基的能力，结果表明：番茄提取物具有很强的清除自由基的能力，显示了很强的抗氧化活性[1]。

【答疑解惑】

番茄红素适宜人群有哪些？

番茄红素是优秀的抗氧化剂，尤其适合下面几类人群食用：面部晦暗、有黄褐斑，希望美容祛斑的中青年女性；中老年人的自由基随年龄的增长而增多，而抗氧化系统水平逐年下降；都市上班族工作紧张、生活无规律、容易受到辐射；旅游者、野外和高原地区受强烈紫外线辐射的人员；有前列腺保健需求的男性；接触放射性物质的人员，如医疗、治疗人员等；接触电磁辐射量较大的人群：如广播、编辑机房、演播室等广电行业人员；或者长期使用计算机者；或者电力、电信行业人员等。

吃番茄与吃番茄红素软胶囊的效果一样吗？

吃番茄很难达到和吃番茄红素软胶囊同样的保健效果，因为：不同产地、不同季节、不同品种、不同成熟度的番茄，番茄红素的含量差异很大。一般来说，每100g 鲜番茄（湿重）含番茄红素 0.879 ～ 4.2mg。如果只吃番茄，则至少需要 0.48 ～ 3.75kg 才能达到有效防癌作用。但我们日常饮食中很难一次性吃这么多的番茄，也很难坚持每天吃。

番茄红素属于脂溶性成分，直接食用番茄或一般加工的番茄食品，难以吸收利用番茄红素，血清中番茄红素水平增加慢，无法满足保健需求。将高纯度番茄红素溶于沙棘果油中，可大大提高番茄红素的生物利用率，保证功效成分被充分吸收。

参考文献：

[1] 田云、卢向阳、易克、谢馥交、许亮、黄成江：《化学发光法检测番茄提取物清除自由基的能力》，《学术论坛／生命科学仪器》，2003 年第 6 期，第 15-16 页。

蜂 蜜

不食五谷惟食蜜，笑指蜜蜂作檀越。
——宋·苏轼　《安州老人食蜜歌》

【轶事珍闻】

花朵的芬芳，经蜜蜂辛勤的酿造，成就蜂蜜甘甜的滋味。自古以来，人们都对蜂蜜赞誉有加，宋代大词人苏轼多次吟咏过蜂蜜，还以《安州老人食蜜歌》讲解了老人食用蜂蜜的心得，他的兄弟苏辙也以"井底屠酥浸旧方，床头冬酿压琼浆"的美好诗句赞美蜂蜜的美味。

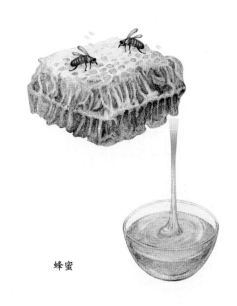

蜂蜜

关于蜂蜜，有一个跟西楚霸王项羽有关的故事。民间传说，霸王项羽率军与汉刘邦大战于九里山前，在人困马乏、饥渴难耐时，山上牧童用一只羊角盛满野蜂蜜，敬献给霸王项羽及虞姬饮用。两人饮后顿觉神清气爽、愉悦无比，霸王大喜，便把镶满金银珠宝的随身佩剑送给了牧童。后来，军师范曾命御厨用面粉制作成羊角形的点心，里面灌制蜂蜜、麦芽糖，成了楚王宫里的一道名点。

古人还有用蜂蜜护肤的习惯，据说杨贵妃为保持肌肤美白，自创了多种美容秘法，尤以蜂蜜美肤最为驰名。每次洗完温泉浴后，她都会将蜂蜜涂满全身，光是用蜂蜜做成的护肤膜就多达数十种。

有人说蜂蜜是天然防腐剂，这是因为蜂蜜的保存性非常好，美国考古学者曾在埃及的金字塔中发现约3300年前的蜂蜜，而且这蜂蜜完全没有变质。古人常用蜂蜜来浸渍药材、蜜饯，这也是源于蜂蜜良好的防腐作用。

【典籍记载】

《神农本草经》：味甘，平。主心腹邪气、诸惊痫痉，安五脏，诸不足，益气，补中，止痛，解毒，除众病，和百药，久服强志轻身，不饥不老。

《名医别录》：微温，无毒。主养脾气，除心烦，食饮不下，止肠澼，肌中疼痛，口疮，明耳目。久服延年神仙。

　　《食疗本草》：微温。主心腹邪气、诸惊痫、补五藏不足气。益中止痛，解毒。能除众病，和百药，养脾气，除心烦闷、不能饮食。

　　《本草纲目》：甘，平，无毒。和营卫，润脏腑，通三焦，调脾胃。

【营养价值】

　　蜂蜜是昆虫蜜蜂从开花植物的花中采得的花蜜在蜂巢中酿制的蜜。它是一种营养丰富的天然滋养食品，也是最常用的滋补品之一，蜂蜜食疗在中国已有几千年的历史。

　　蜂蜜因蜂种、蜜源、环境不同，其化学组成有很大差异。其主要成分是果糖和葡萄糖，两者含量合计约占70%，含少量蔗糖、麦芽糖、糊精、树胶、含氮化合物、有机酸、挥发油、色素、蜡、植物残片（特别是花粉粒）、酵母、酶类、无机盐、多种维生素，以及钙、镁、钾、磷等物质。此外，还含有少量芳香物质等。

　　据现代研究表明，蜂蜜含有与人体血清浓度相近的多种无机盐、维生素、有机酸和有益人体健康的矿物质、微量元素、果糖等，具有滋养、润燥、解毒、美白养颜、润肠通便的功效。

　　蜂蜜中所含酶量的多少，即酶值的高低，是检验蜂蜜质量优劣的一个重要指标，它表明蜂蜜的成熟度和营养价值的高低。正因为蜂蜜中含有酶，才使蜂蜜具有其他糖类食品没有的特殊功能。这些酶是蜜蜂在酿蜜的过程中添加进去的，来源于蜜蜂唾液，主要是蔗糖酶，这种酶能把花蜜中的蔗糖转化成葡萄糖和果糖。与普通白糖不同的是，蜂蜜中的葡萄糖和果糖不需要经人体消化，能够直接被人体肠壁细胞吸收利用，因此，不会加重胃肠负担，这对于儿童、老年人以及病后恢复者来说尤为重要，因而被称为"老人的牛奶"。

　　蜂蜜对某些慢性病还有一定的疗效。常服蜂蜜对于心脏病、高血压、肺病、眼病、肝脏病、痢疾、便秘、贫血、神经系统疾病、胃溃疡和十二指肠溃疡等都有一定的辅助医疗作用。蜂蜜外用还可以治疗烫伤、滋润皮肤和防治冻伤。

佛手

丹葩羔漆细馨浮，苍叶轻排指样柔。
香案净瓶安顺了，还能摩顶济人不。
——宋·晏殊 《佛手花》

【轶事珍闻】

佛手的叶色泽苍翠，四季常青，果实色泽金黄，香气浓郁，形状奇特似手，妙趣横生，被称为"果中之仙品，世上之奇卉"，有非常高的药用价值和观赏价值。

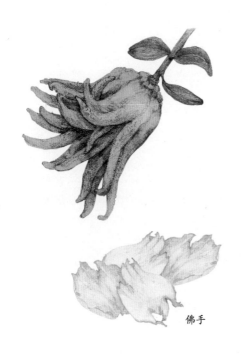

佛手

相传，佛手乃"千手观音"妙善救父留下的圣物。据《汝州香山大悲菩萨传》记载，妙善乃妙庄王第三个女儿，她在桃花岛白雀寺出家修行。妙庄王生了怪病，服遍灵丹妙药均不见好转。妙善每日为父王祈祷，一天夜里，她梦见两个神仙大声斥道："你父王的病，需取你的臂肉煎汤服用才会好！"没等妙善分辩，两个神仙举刀就向妙善砍来，吓得妙善惊叫，醒来方知是梦。连续三天都做此梦，妙善连忙回宫看望父王，并向母后讲起自己连续三夜做梦之事，母后惊奇地说她也做了三夜一样的梦。妙善为父治病在所不惜，当即砍下自己的手臂。妙庄王服了女儿的臂肉汤，病一下好了。后来，妙善的断臂处竟一夜间抽出十几只手来，成为"千手观音"。为妙庄王治病用的是臂肉，太医将妙善剩余的手掌埋于海边，不久，竟长出许多像手掌的东西来，传为观音的手掌所变，故称"佛手"。

【典籍记载】

《滇南本草》：味甘微辛，性温。入肝胃二经。补肝暖胃，止呕吐。消胃家寒痰，治胃气痛，止面寒疼，和中行气。

《广西特色中草药资源选编》：味苦辛微酸，气香，性温。化痰理气，健脾消食。

【营养价值】

佛手，又名金佛、佛手柑，是芸香科柑橘属植物佛手的干燥果实。佛手味辛、苦、酸，性温、无毒，入肝、脾、胃、肺经，具有疏肝解郁、理气和中、燥湿化痰的养生保健作用，对于肝郁气滞影响脾胃功能的胸胁胀痛、脘腹痞满、食欲不振、恶心呕吐等肝脾不和症状有很好的调理作用。性温的佛手可以调节淡竹叶、决明子、荷叶等的寒凉，与绿茶、绿茶粉等合用，具有生津止渴、清热祛湿的作用。

药理研究表明，佛手主要含柠檬油素等香豆精类，对肠道平滑肌有明显的抑制作用，对乙酰胆碱引起的十二指肠痉挛有明显的解痉作用。现代研究也表明，佛手可扩张冠状血管，增加冠脉的血流量，预防心律失常和降低血压，对祛痰也有一定的调理作用。

茯苓

> 兔丝茯苓会当有，邂逅食之能寿考。
> ——宋·王安石 《松》

【轶事珍闻】

从前有个员外，家里仅有一个女儿，名叫小玲。员外雇了一个壮实小伙子料理家务，叫小伏，这人很勤快，员外的女儿暗暗喜欢上小伏。不料员外知道后，非常不高兴，认为俩人门不当户不对，差距太大，不能联姻，便准备把小伏赶走，还把自己的女儿关起来，并托媒许配给一个富家子弟。小伏和小玲得知此事后，两人一起从家里逃出，住进一个小村庄。

后来小玲得了风湿病，常常卧床不起，小伏日夜照顾她，二人患难相依。有一天，小伏进山为小玲采药，忽见前面有只野兔，他用箭一射，射中兔子后腿，兔子带着伤跑了，小伏紧追不舍，追到一片被砍伐的松林处，兔子忽然不见了。他四处寻找，发现在一棵松树旁，一个球形的东西上插着他的那支箭。于是，小伏拔起箭，发现在棕黑色球体表皮裂口处露出里面白色的东西。他把这种东西挖回家，做熟了给小玲吃。第二天，小玲就觉得身体舒服很多，小伏非常高兴，经常挖这些东西给小玲吃，小玲的风湿病也渐渐痊愈了。因为这种药是小玲和小伏发现的，人们就把它称为"茯苓"。

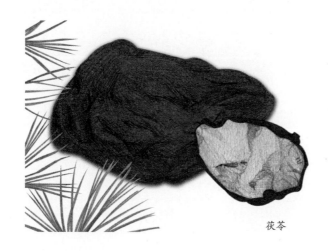

茯苓

【典籍记载】

《神农本草经》：主胸胁逆气。忧恚、惊邪、恐悸、心下结痛，寒热、烦满、咳逆，止口焦舌干，利小便。久服安魂魄养神，不饥延年。

《名医别录》：无毒。止消渴，好睡，大腹淋沥，膈中痰水，水肿淋结。开胸腑，调脏气，伐肾邪，长阴，益气力，保神守中。

《本草纲目》：气味淡而渗，其性上行，生津液，开腠理，滋水之源而下降，利小便。

【营养价值】

茯苓又名松灵、茯灵、玉灵，属多孔菌科茯苓属，为寄生在松树根上的菌类植物，形状像甘薯，外皮黑褐色，里面是白色或粉红色。茯苓是在我国应用历史悠久、范围广泛的一种传统药材，具有益脾胃、宁心安神、渗湿利水等作用。茯苓味甘、淡、性平，可作为重要的食疗品种，经常食用可健脾去湿、助消化、壮体质。古人称茯苓为"四时神药"，因为它的功效非常广泛，不分四季，将它与各种药物配伍，不管寒、温、风、湿诸疾，都能发挥其独特功效。

茯苓含茯苓多糖、葡萄糖、蛋白质、氨基酸、有机酸、脂肪、卵磷脂、腺嘌呤、胆碱、麦角甾醇、多种酶和钾盐。有研究结果显示，茯苓能显著地抑制炎症反应和增强机体免疫功能[1]。茯苓多糖为茯苓的有效成分之一，对多种细菌有抑制作用；能降胃酸，对消化道溃疡有预防效果；对肝损伤有明显的保护作用；还有抗肿瘤的作用；能对免疫功能进行多方面调节；并有镇静的作用。

参考文献：

[1] 赵强强:《茯苓多糖的抗炎效果及其对小鼠免疫功能影响的初步研究》,华中科技大学硕士学位论文,2010 年。

覆盆子

> 如果不怕刺，还可以摘到覆盆子，像小珊瑚珠攒成的小球，
> 又酸又甜，色味都比桑椹要好得远。
> ——鲁迅 《从百草园到三味书屋》

【轶事珍闻】

"田野小河边，红莓花儿开"，哥萨克风格的苏联流行曲《红莓花》20世纪50年代风靡中国，并传播到世界各地，歌中所唱的红莓花即中药覆盆子。小巧的覆盆子有着鲜红欲滴的诱人美貌，这酸甜的野果柔嫩多汁，香味浓郁，风味独特，是孩子们向往的野外美味。

覆盆子的名字来源还有一个故事：古时候有对老夫妻老来得子，对其视若珍宝，可孩子体弱多病，老夫妻到处寻医问药也没治好孩子的病。一天，一位偶尔路过的僧人告诉他们，可以采山上像草莓一样的野果给孩子吃。于是，老夫妻每天上山采来这种果子给孩子吃，孩子的病渐渐好了，身体比以前结实多了，甚至在小便时能将尿盆射翻，后来人们就称这种果子为覆盆子。

覆盆子还有一个方言称呼叫"葛公"，这个名字与三国时期人称"太极葛仙翁"的吴国人葛玄有关。葛玄出身宦族名门，博览五经，十五六岁就名震江左，后遨游山川，筑坛立炉，修炼九转金丹。传

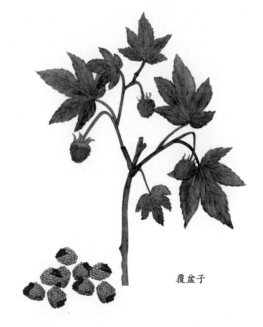

覆盆子

说有一年春季，葛玄来到浙江舟山，看到黄杨尖山下的村庄里有不少人脸色发黄，有气无力，他断定村民得的是肾病，但手头没有治疗的药。葛玄抬头看到漫山遍野的覆盆子果实，当即命村民采摘晾晒，随后把覆盆子放入锅中加水煮，每天熬汤给村民喝。原来，覆盆子可以熬汤当茶喝治疗肾病。几天后，村民的病好了，人也精神了，葛玄却悄悄离开了。村民为了纪念葛玄，就把这种植物叫做"葛公"。从此，"葛公"这个名称就在舟山叫开了，现在的黄杨尖山上还建有与葛玄有关的旅游景点。

【典籍记载】

《名医别录》：味甘，平，无毒。主益气轻身，令发不白。

《滇南本草》：味甘酸，性微寒。入肝肾二经。入肾，兴阳治痿；入肝，强筋。

《食疗本草》：平。主益气轻身，令人发不白。

【营养价值】

覆盆子又名树莓、三月泡、大麦莓，鲜食取成熟的红色果实，入药则需在果实已饱满而尚呈绿色时采摘，除净梗叶，用沸水浸 1~2 分钟后，置烈日下晒干。在养生方面，覆盆子甘酸微温，可益气补虚、补益肝肾，能舒肝、明目、乌发，让皮肤有光泽，经常食用可以预防心血管疾病、祛风寒、减肥、固精缩尿。以益肾固精的覆盆子为君药，以滋补肝肾的枸杞子、补气养阴的黄精和补益气血的红枣为臣药，可行气和血，适合平和质人群调理健康平衡状态。

覆盆子的营养成分丰富，富含有机酸、糖类及少量维生素 C，果实中含有三萜成分、覆盆子酮、鞣花酸、β - 谷甾醇等。其中，总氨基酸含量超过 1.0%，且氨基酸种类齐全，尤其是人体必需的 8 种氨基酸含量很高，高于苹果、葡萄等一般水果。每 100g 浆果中含有 0.5~2.5mg 的水杨酸，而水杨酸被称为"天然阿司匹林"，能预防血栓、清热解毒。覆盆子也是目前发现能抑制癌细胞生长的鞣花酸最丰富的来源。由于覆盆子的独特妙用，1993 年，世界粮农组织（FAO）将覆盆子推荐为第三代水果。目前，国际市场上覆盆子产品非常畅销，年需求量远远大于供应量。

甘草

名医笔下常点圈，调和百药赖成全。
生用解毒灸补益，带给人间都是甜。
——佚名

【轶事珍闻】

甘草是中药中应用最广泛的药物之一，早在 2000 多年前，《神农本草经》就将其列为药之上乘。它别名"国老"，据说南朝时名医陶弘景经常给人治病，但他的药方中几乎张张都少不了一味甘草。有不懂医道的病人问陶弘景说："为什么每副药里都有甘草呢？难道甘草能治百病吗？"陶弘景笑着说："我研究《神农本草经》多年，甘草可是一味不可或缺的好药。它本身性情甘平补益，又能缓能急，在不同的药方中，可为君为臣，可为佐为使，能调和众药更好发挥药效。往小里说，甘草是和事佬。往大里说，甘草是国之药老。它发挥的作用就像一个国家的国老一样。这样你就能明白为什么我十方九甘草了吧？"病人连连点头称是。

甘草不仅能和诸药之性，还能解百药之毒。据明代陆粲《庚巳编》记载：御医盛寅一天早晨刚走进御药房就突然昏倒，不省人事。由于病来得急，众人束手无策。有一位民间医生闻讯后，自荐为盛寅治病，随手取中药甘草浓煎后令其服下，没多久，盛寅苏醒了，御医们颇感惊奇。这位民间医生解释道：盛御医因没吃早饭进了药房，胃气虚弱，未能抵御药气熏蒸，中了诸药之毒，故而昏倒。甘草可解百毒，所以让他服用甘草水后便可苏醒。

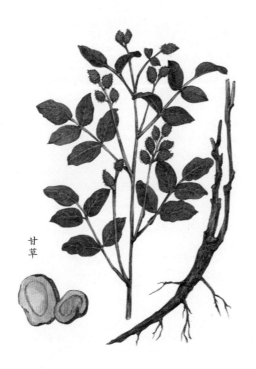

甘草

【典籍记载】

《神农本草经》：味甘，平。治五脏六腑寒热邪气，坚筋骨，长肌肉，倍力；金创𤻊，解毒。久服轻身延年。

《名医别录》：无毒。主温中，下气，烦满，短气，伤脏，咳嗽，止咳，通经脉，利血气，解百药毒，为九土之精，安和七十二种石，一千二百种草。

《本草纲目》：外赤中黄，色兼坤离；味浓气薄，资全士德。协和群品，有元老之功；善治百邪。得王道之化。赞帝力而人不知，敛神功而已不与，可谓药中之良相也。

《本草从新》：通行十二经，解百药毒，故有国老之称。

【营养价值】

在中医上，甘草可补脾益气、止咳润肺、缓急解毒、调和百药。生甘草能清热解毒，润肺止咳，调和诸药性；炙甘草能补脾益气。

甘草含有多种化学成分，主要有甘草酸、甘草甙等，但这些成分和数量通常会随甘草的种类、种植区域、采收时间等因素的不同而异。大量研究表明，甘草甜素和黄酮类物质是甘草中最重要的生理活性物质，主要存在于甘草根表皮以内的部分。

西医药理发现，甘草有抗炎和抗变态反应的功能，在西医上主要作为缓和剂，缓解咳嗽，祛痰，治疗咽痛喉炎。甘草还能促进胃部黏液形成和分泌，延长上皮细胞寿命，有抗炎活性，可缓解胃肠平滑肌痉挛，常用于慢性溃疡和十二指肠溃疡的治疗。甘草还有抗炎、抗过敏、保护发炎咽喉和气管黏膜的作用。

甘草黄酮、甘草浸膏及甘草次酸均有明显的镇咳、祛痰作用。甘草浸膏和甘草酸对某些毒物有解毒作用。甘草中含有的甘草素，是一种类似激素的化合物，它有助于平衡女性体内的激素含量，因此，常用来治疗更年期症状。

甘草中的黄酮具有消炎、解痉和抗酸作用；甘草酸或甘草次酸有去氧皮质酮类作用，对慢性肾上腺皮质功能减退症有良好功效。此外，甘草酸还被广泛用于治疗各种急慢性肝炎、支气管炎和艾滋病，具有抗癌防癌、干扰素诱生剂及细胞免疫调节剂、降血脂与抗动脉粥样硬化的作用。

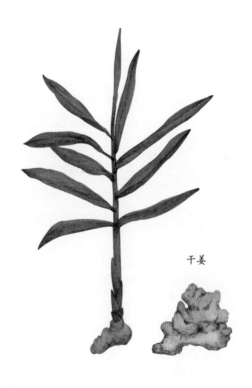

干姜

愿师常伴食，消气有姜茶。
——唐·王建《饭僧》

【轶事珍闻】

按中医理论，姜是助阳之品，中医素有"男子不可百日无姜"之语。宋代诗人苏轼在《东坡杂记》中记述杭州钱塘净慈寺80多岁的老和尚，面色童相，自言"服生姜40年，故不老"。姜汤还有一个别名叫"还魂汤"。民间也有"冬吃萝卜，夏吃姜，不劳医生开药方""朝食三片姜，犹如人参汤""富人滋补用参汤，穷人健身用生姜""鼻子不通，吃点葱姜""冬有生姜，不怕风霜"等谚语。这些谚语不仅极好地说明了姜的保健价值，而且还说明了用药的时效性。如"朝食三片姜，犹如人参汤"，经过一夜的睡眠，人体内阴气未尽，阳气初升，早晨食生姜可助阳怯阴，使气血旺盛，增加人体的抗病能力，从而起到保健作用。

干姜

相传，我国在楚汉相争时期，汉高祖刘邦征战河南音山，身染瘟疫，久治不愈。当地百姓献方"生姜萝卜汤"，刘邦喝后病情大减，再喝一次即药到病除。姜不但治好了帝王的瘟疫，也救过许多平民百姓。唐朝时期，长安香积寺有个叫行端的和尚，夜间上南五台山砍柴，回寺后成了哑巴，人们相互议论不解其故。行端来到长安，拜见了名医刘韬。刘韬经察颜望诊号脉后说："师傅先回，待我明日上山一观再行处方。"次日凌晨，刘韬来到山上，仔细观察后便胸有成竹地来到了香积寺，从药袋里取出一块姜，对方丈说："将此药煎服，三五日内定能药到病除。"时过两日，行端连服三剂姜汤，胸中郁积渐解，咽喉轻松爽利。又连服了三剂，竟能开口说话了，寺中众僧都惊讶不止。方丈询问行端病因，刘韬说："此乃沙弥误食山中半夏所致，用生姜一解，自然药到病除。"众僧也除掉了心病，照旧上山砍柴。

【典籍记载】

《神农本草经》：干姜，味辛，温，治胸满、咳逆上气，温中，止血，出汗，逐风湿痹，肠肠下痢。

《名医别录》：主治寒冷腹痛，中恶，霍乱，胀满，风邪诸毒，皮肤间结气，止唾血。

《本草纲目》：干姜能引血药入血分，气药入气分，又能去恶养新，有阳生阴长之意，故血虚者用之；而人吐血、衄血、下血，有阴无阳者，亦宜用之。

【营养价值】

干姜是生姜的干品。干姜性辛、热；归脾、胃、肾、心、肺经；温中散寒，回阳通脉，燥湿消痰；可用于脘腹冷痛，呕吐泄泻，肢冷脉微，痰饮喘咳。干姜含姜辣烯酮、姜辣醇、姜酮、没药烯等成分。干姜既是一种极为重要的调味品，还是一味重要的中药材。它可将自身的辛辣味和特殊芳香渗入到菜肴中，使之鲜美可口，味道清香，还具有镇痛抗炎、抗肿瘤、抗菌、抗病原体、抗腹泻，利胆等作用。

现代研究证明，干姜对胃黏膜细胞、肝损害有保护作用。其有效成分姜烯酚具有兴奋迷走神经、抑制心脏引起的降压作用、末梢血管收缩作用。其醇提取物对血管运动中枢及呼吸中枢有兴奋作用，对心脏也有直接兴奋作用，还能使血管扩张，促进血液循环。传统中医，用干姜治疗风寒感冒与此有关。干姜水提物有显著的吸收促进作用，可增强生物利用度。这也佐证了在传统中医上，多以干姜与其他药物配伍使用的药理是因为它可促进人体吸收，增强人体对其他药物的利用度。

【答疑解惑】

晚上吃姜等于吃砒霜吗？

（1）中医认为天人相应，白天阳气旺盛的时候应该多活动，干姜类温补性质的药物可以帮助阳气生发。晚上二阴气逐渐旺盛时，阳气就要收敛起来，这时如果摄入过多的温热食物或补品，会影响睡眠及身体合成代谢，不利于劳累后机体的自我修复，对身体有害。由此，从一般意义上来说，白天吃姜有益，晚上不宜吃姜。

（2）就每一个个体而言，体质有寒热之别。寒热偏差不大的人，按上述即可。但是热盛的人，无论白天、晚上都不宜吃姜，而应该多吃寒凉的食物；寒气大的人，经常感到全身有各种冷或怕冷的表现，晚上如果能有姜汤驱寒，则身暖眠安。

（3）因此，所谓"晚上吃姜等于吃砒霜"的说法不完全准确。食物、药物使用得恰当就是良药，用之不当则犹如砒霜。补益的药物中，温补的应该早晨、白天吃，这样白天就精神；养阴的补品应该下午、晚上吃，人体更易吸收、利用，有利于睡眠。

葛根

葛根已尽麦方青，延颈东来米价平。
——宋·洪咨夔 《田家以二月二日晴雨占谷价枕上口占》

【轶事珍闻】

古时交通不便，贫瘠的山地又产不了几粒粮食，山里人过着朝不保夕的苦日子，每年青黄不接之际总有揭不开锅的时候。野葛根就像大自然为山里人储存的救命粮，总是在最危难的时候帮上一把，活命救人。改革开放后，日本人漂洋过海来采购，山里人才知道，这饥荒年的命根子还是长寿宝贝，日本人将其称为"长寿粉"，是皇室特供食品。

在中国，早在尧、舜、禹时期，葛根就已经出现在人们生活中，野生葛根作为名贵中药材，在我国已有上千年药用历史，有"亚洲人参"的美誉。相传，东晋时期，我国著名的道教理论家、医学家、炼丹家、养生家葛洪在家乡句容茅山上修道养生，采药炼丹。他经三清教祖梦中指点，发现山中长有一种青藤根，不仅可以食用，还能祛燥消疹，消除弟子们长期炼丹出现的毒火攻心、大便秘结等症状。那一年适逢瘟疫流行，葛道长将这种青藤根能充饥、清热解毒的作用告诉了当地百姓，因此救了不少人的生命。人们为了感谢葛道长的救命之恩，就将这种没有名称的青藤，称之为"葛"，其根块则称为"葛根"，他也因此被人们尊称为"葛仙翁"。

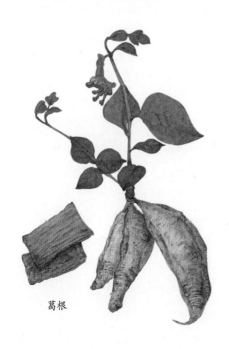

葛根

葛根还具有美容的功效。据说盛唐年间，在一个山脚下住着一对夫妻，男称付郎，女叫畲女。十年寒窗苦读后，付郎高中进士，因长安女子艳若牡丹欲抛弃妻子。畲女得知消息后终日以泪洗面，山神指点她每日到山上挖食葛根，不久，竟脱胎换骨，变得丰盈美丽、光彩照人，付郎也因此回心转意。从此，畲族女子养成了以葛根为食的习惯，她们个个胸臀丰满，体态苗条，肤色白皙。自古以来，泰国的山区部落也把野葛根作为民间女性美容、保健的传统秘方食品。直到20世纪20年代，人们在修缮一座古老的寺庙时，还发现了这里珍藏的野葛根美容秘方的古文献。

【典籍记载】

《神农本草经》：味甘，平。治消渴、身大热、呕吐、诸痹；起阴气，解诸毒。

《名医别录》：无毒。主治伤寒中风头痛，解肌发表出汗，开腠理，疗金疮，止痛，胁风痛。

《本草纲目》：甘，辛，平，无毒。散郁火。

《本草从新》：又能起阴气，散郁火，解酒毒，利二便，杀百药毒。

【营养价值】

葛根，为豆科植物野葛的干燥根，是中国南方一些省区的常食蔬菜。中医认为，葛根味甘微辛，气清香，性凉，主入脾胃肺经，有发表解肌、升阳透疹、解热生津、解酒毒的功效，可用于治疗脾虚泄泻、热病口渴、酒毒伤中、胸痹心痛等病症。常食葛粉能调节人体机能，增强体质，提高机体抗病能力，抗衰延年，永葆青春活力。

葛根内含黄酮类化合物，如葛根素、大豆黄酮苷、大豆素等营养成分，还有蛋白质、氨基酸、糖和矿物质等，是老少皆宜的滋补品。现代医学研究表明，葛根中含有丰富的微量元素和氨基酸，特别是被认为儿童必需的氨基酸——组氨酸的含量高达 6.74mg（以 100g 干物质计），是不可多得的绿色保健食品。葛根含有铁、硒、锌、钙等丰富的微量元素，能促进儿童的体格、智力发育。另外，葛根素等异黄酮成分不仅对儿童十分有益，对患有高血压、高血脂、高血糖、老年骨质疏松症的老人也具有非常好的疗效。

葛根含有丰富的黄酮类物质，经常吃能姿容养颜，促进皮肤白皙、光润、细腻，使女性焕发青春光彩。此外，葛根对妇女产后的多种疾病有抑制功能，能调理更年期综合征。葛根含量丰富的异黄酮具有很好的丰胸功效，它不仅具有使乳腺丰满坚挺和乳房组织重构的作用，而且对子宫、卵巢和皮肤也有良好效果。葛根中的黄酮类物质葛根素可使冠状血管阻力下降，冠脉流量增加，有利于改善缺血心肌氧的供需平衡，亦有明显的抗心律失常作用。葛根还具有提高肝细胞的再生能力、恢复肝脏正常机能、促进胆汁分泌、防止脂肪在肝脏堆积、促进新陈代谢、加强肝脏解毒功能，可防止酒精对肝脏造成损伤。松花粉能促进肝细胞活性，保肝护肝；余甘子可生津止渴，保肝解毒。葛根复配松花粉、余甘子，对化学性肝损伤有辅助保护作用。

【科学实验】

保护肝脏

实验证明，葛根素可通过拮抗脂质过氧化等机制对急性乙醇中毒所致肝损伤起到一定的保护作用，可减轻乙醇中毒大鼠肝组织病理学损伤，改善肝功能[1]。

抗癌作用

河南省医学科学研究所完成的一项省级科技成果二等奖证明，中药葛根有明显的抗癌作用。研究人员采用现代分离方法，从葛根中提取出总黄酮成分进行动物实验，结果发现其对小鼠胃癌抑制率达 7.7 %，对大鼠肺癌抑制率达 5.65 %，葛根总黄酮有明显提高 NK 细胞 SOD 及 P450 的活性作用。在食管癌高发地区进行的人群干预试验结果证明，葛根总黄酮对基底细胞增生的病人确有明显阻断其癌变的作用 [2]。

【答疑解惑】

什么人容易发生化学性肝损伤？

化学性肝损伤是由化学性毒性物质（如酒精、药物、农药残留等）所造成的肝损伤。有几类人群比较容易发生肝细胞损伤：

（1）饮酒者，特别是长期或间断性大量饮酒可引起肝损伤。酒精直接损害肝细胞，影响肝脏的结构及功能，引起代谢紊乱；

（2）长期服用某些药物的人群，如长期服用抗生素类药、抗病毒药、抗肿瘤药、解热镇痛药、镇静安眠药、激素类药物、口服避孕药等人群；

（3）经常接触有毒农药、有害气体、重金属、有毒化工产品以及有毒化学试剂的人群；

（4）工作、生活中压力大、情绪暴躁、受环境污染的人群。

如何保健预防化学性肝损伤？

化学性损伤是不易被人察觉的过程性损伤，是侵害人体的化学毒素在人体不断蓄积的过程，必须注意日常保养。首先应该减少饮酒、过量服用药物，避免给肝脏造成损害。老弱孕妇、营养不良者还应注意营养的补充。定期检查肝功也是预防化学性肝损伤的重要环节。更重要的是，可选用药食同源的天然食品进行科学配伍，辅助保护肝脏免受化学性肝损伤侵害。

参考文献：

[1] 杜艳秋、赵敏：《葛根素对大鼠急性乙醇中毒性肝损伤的保护作用》，《中国工业医学杂志》，2011 年 2 月 25 日，第 9-11 页。

[2] 唐春红、陈琪：《国内外葛根营养保健功能的研究与开发现状》，《中国食品添加剂》，2002 年 12 月 15 日，第 56-58 页。

枸杞子

枝繁本是仙人杖，根老能成瑞犬形。
上品功能甘露味，还知一勺可延龄。
——唐·刘禹锡 《诵地仙》

【轶事珍闻】

枸杞果形饱满，果肉丰厚，口感甘甜，是一种受人欢迎的小果子。世人皆知枸杞明目，俗称"明眼子"。宋朝诗人陆游60岁左右时，因肝肾功能欠佳，且眼睛昏花，大夫建议他多吃些枸杞，后来他曾作诗"雪霁茅堂钟馨清，晨斋枸杞一杯羹"，记录这一养生心得。

枸杞自古就是滋补养人的上品，有延衰抗老的功效，又名"却老子"。当年秦始皇为了长生不老，费尽心机寻求长生之药，宫中被视为三大处方秘药的"返老还童丸"、"七宝美髯丹"、"延龄固本丸"中，都能见到枸杞的踪影。乾隆皇帝服的"清宫寿桃丸"和清朝慈禧太后常吃的"益寿膏"、"长春益寿丹"，

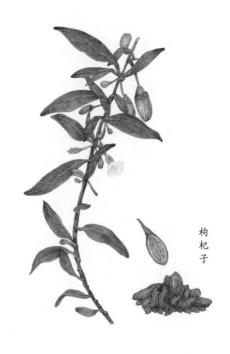

枸杞子

都以枸杞为主要成分。南北朝时期的葛洪、陶弘景，唐代的孙思邈、孟诜，都是医林寿星，他们都喜欢喝枸杞酒。唐朝宰相房玄龄和杜如晦，因协助唐太宗治理朝政操劳过度，出现了虚劳羸弱、头晕目眩等症，后遵医嘱服食枸杞得以康复，并得享高寿。日本文德天皇时期的竹田千继读了《神农本草经》后得知枸杞有延年益寿之效，就在春夏季食枸杞子，冬天食枸杞根，97岁时依然头发乌黑、耳聪目明。北宋名医王怀隐专为赵氏皇族看病，他深信枸杞的延龄作用并进行了深入研究，在其著作《太平圣惠方》中还记载了一个耐人寻味的故事：有一位使者出使西河，遇到一位妙龄女子追打耄耋老人，老人连忙躲闪。使者拦住问她："这个老人是谁？"女子回答："他是我曾孙。"使者非常惊奇，询问缘由。那女子说："我们家有良药，但他不肯服食，才变得如此老态，所以要罚他。"问她年龄，那女子的回答让使者大吃一惊："我今年372岁！"原因只在她"春吃枸杞叶，夏食其花，秋服其果，冬采其根，一年四季均吃枸杞"。故事虽离奇，但枸杞的神奇效用不可小觑。

【典籍记载】

《神农本草经》：味苦，寒。治五内邪气、热中，消渴，周痹。久服坚筋骨，轻身耐老。

《名医别录》：子微寒，无毒。主治风湿，下胸胁气，客热头痛，补内伤，大劳、嘘吸，坚筋骨，强阴，利大小肠。久服耐寒暑。

《食疗本草》：寒，无毒。并坚筋能老，除风，补益筋骨，能益人，去虚劳。

《本草纲目》：苦，寒。滋肾润肺。榨油点灯，明目。

【营养价值】

枸杞又名甜菜子、狗奶子、地骨子、枸茄茄、红耳坠等，据中国医书典籍记载，枸杞在补气强精、滋阴补肾、养肝明目、延缓衰老等方面都颇有功效。中医常用它来治疗肝肾阴亏、腰膝酸软、头晕、健忘、目眩、目昏多泪、消渴等病症。历代医家治疗肝血不足、肾阴亏虚引起的视物昏花和夜盲症，也常使用枸杞子。著名方剂"杞菊地黄丸"，就是以枸杞子为主要药物。民间也习惯用枸杞子治疗慢性眼病，枸杞蒸蛋就是简单有效的食疗方。《景岳全书》中的滋阴名方，也是用枸杞配伍熟地、菟丝子等药材制成"左归丸"，滋阴养血，补气填髓。以熟地、枸杞、桑椹等滋阴之品滋补肝肾之阴，辅以黄芪、肉苁蓉等温阳食材泡酒，阳中求阴，可健脾补肾，升阳益气，共奏滋阴益肾、补血养肝的功效。特别是配方中丰富的皂苷类、黄酮类、植物多糖类等有效成分协同增效，能起到增强免疫力的保健作用。

枸杞子中含有丰富的氨基酸、胡萝卜素、维生素A、维生素B_1、维生素B_2、维生素C，钙、铁等矿物质，以及甜菜碱、玉蜀黄素、酸浆果红素等特殊营养成分，具有一定的保健功效。枸杞中丰富的枸杞多糖是枸杞子调节免疫、延缓衰老的主要活性成分，对骨髓造血功能和各项细胞免疫指标有明显的增强作用，能提高机体血液、肝和肌组织的超氧化歧化酶的活性含量，有利于活性氧的清除，延缓衰老和抗疲劳，增加抗体形成细胞的数量，起到提高抵抗力的效果。

据现代研究表明，枸杞子还能增加肌糖原、肝糖原的储备量，抵抗疲劳、提高人体活力，改善大脑功能，增强记忆能力、保肝补肾，抑制脂肪在肝细胞内沉积，并促进肝细胞的新生，治疗慢性肝炎、肝硬化。枸杞子对癌细胞的生成和扩散有抑制作用，当代实验和临床应用结果表明，枸杞叶代茶常饮，能提高和改善老人、体弱多病者和肿瘤病人的免疫功能和生理功能，具有强壮肌体、延缓衰老、调节免疫功能的作用。枸杞子有促进造血细胞增殖的作用，可以使白细胞数量增多，增强人体造血功能。同时，它还具有降血脂、降血压和降血糖的作用。

【科学实验】

抗疲劳作用

研究发现，枸杞原汁能明显延长动物负重游泳时间，明显提高动物运动后体内肝糖原的含量，降低血尿素氮和血乳酸的含量，具有良好的抗疲劳作用[1]。

抗氧化作用

刘长建等研究者在《枸杞子多糖提取工艺优化及体外抗氧化活性研究》中，采用羟基自由基、超氧阴离子自由基体系，对枸杞子多糖的抗氧化活性进行了研究，并与维生素 C 进行了比较。实验结果表明，枸杞子多糖对这两种自由基均有不同的抑制作用，对羟基自由基的清除率高于维生素 C，具有良好的抗氧化活性作用[2]。

参考文献：

[1] 胡居吾、范青生、熊伟、李雄辉：《枸杞原汁抗疲劳作用的研究》，《江西食品工业》，2008 年 6 月 25 日，第 47-49 页。

[2] 刘长建、姜波、刘亮、范圣第：《枸杞子多糖提取工艺优化及体外抗氧化活性研究》，《时珍国医国药》，2009 年 3 月 20 日，第 661-662 页。

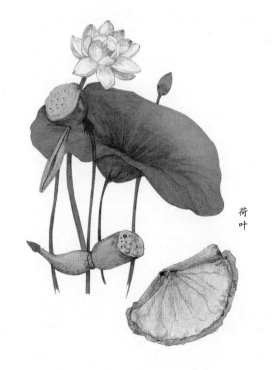

荷叶

> 接天莲叶无穷碧，映日荷花别样红。
> ——宋·杨万里 《晓出净慈寺送林子方》

【轶事珍闻】

"曲曲折折的荷塘上面，弥望的是田田的叶子。叶子出水很高，像亭亭的舞女的裙"，朱自清的《荷塘月色》以贴切生动的描述让月下荷塘的美景跃然纸上。

南北朝时期，有一次北齐向南陈大举进攻，以七万多兵马进攻京口。陈武帝身先士卒，双方对峙了一个多月。北齐兵将京口城团团围住，城内军民逐渐开始缺粮。附近的老百姓听说后，就积极想办法支援陈军。当时正值夏季，荷叶满塘，老百姓便摘荷叶包饭，再加上鸭肉、蔬菜等，蒸熟后偷偷送进京口城内慰劳部队。这荷叶饭香味扑鼻，既消暑又果腹，陈军吃了后士气为之一振，打了大胜仗。唐宋以后，民间吃"荷叶包饭"在南方盛行起来。柳宗元在《柳州峒民》中就写下这样的诗句："郡城南下接通津，异服殊音不可亲。青箬裹盐归峒客，绿荷包饭趁墟人。"江南人用荷花、荷叶入馔更是历史悠久，有诗为证："泮塘十里尽荷塘，姊妹朝来采摘忙。不摘荷花摘荷叶，荷叶包饭比花香。"现在，荷叶包制的"糯米鸡"、"荷叶米粉蒸肉"将荷香鲜美的独特风味淋漓尽致地表现出来，深受大家喜爱。荷叶还有一定的减肥效果。已故著名老中医邹云翔在一篇题为《四种老年性疾病的防治》一文中，有关于荷叶减肥的记载："高血压、心脏病人若血脂过高，体质丰腴肥胖，体重90公斤左右的来我处就诊时，我经常在方剂中加用荷叶三钱，冬令可用干的，在夏令可用鲜荷叶煮粥，或用鲜荷叶代茶，都有效果。"

荷叶

【典籍记载】

《滇南本草》：味苦，性平。上

清头目之风热，止眩晕，清滞气，兼止呕逆、头闷疼。

《本草从新》：苦，平。感少阳甲肝之气，烧饭合药，裨助脾胃而生发阳气。痘疮倒黡者用此发之。能散瘀血，留好血。

【营养价值】

荷叶为睡莲科莲属植物莲的叶子，主产于湖南、湖北、福建等地，2002 年被中国卫生部列入《既是食品又是药品的物品名单》。中医认为，荷叶性味苦涩，平，归肝、脾、胃经，有清热解暑、升发清阳、凉血止血等功效，用于暑热烦渴、暑湿泄泻、脾虚泄泻、血热吐衄、便血崩漏等症。

现代研究结果表明，荷叶有降血脂作用。荷叶中富含的黄酮类物质，是大多数氧自由基的清除剂，可以提高超氧化物歧化酶（SOD）的活力，减少脂质过氧化物丙二醛（MDA）及氧化低密度脂蛋白的生成，它可以增加冠脉流量，对实验性心肌梗塞有治疗作用；对急性心肌缺血有保护作用；对治疗冠心病、高血压等有显著疗效；可降低舒张压，防治心律失常，对心血管病等也起着重要作用。

荷叶芳香升散，健脾利湿，升阳解暑；绿茶热饮清新提神，清热解暑；荷叶与绿茶相互配合，共同起到清热利湿、祛火除烦的养生保健作用。

核桃

一年种，二年长，三年核桃挂满筐。
　　　　——民谚

【轶事珍闻】

在国际市场上，核桃与巴旦木、腰果、榛子一起，并列为"长在树上的世界四大坚果"。它的足迹几乎遍及世界各地，在国外被称作"大力士食品"、"营养丰富的坚果"、"益智果"，在国内也享有"万岁子"、"长寿果"、"养人之宝"的美称。核桃的故乡是亚洲西部的伊朗，张骞出使西域时传入中国，张华所著《博物志》一书，就有"张骞使西域，得还胡桃种"的记载。古人很早就发现核桃具有健脑益智的作用，李时珍就曾经说核桃"补肾通脑，有益智慧"。核桃中富含的多种维生素可以提高人体皮肤的生理活性，据说著名的京剧表演艺术家梅兰芳生前每天都吃核桃粥，因而皮肤舒展细嫩、面色光润。美国饮食协会建议每周最好吃两三次核桃以保护心血管，预防冠心病。

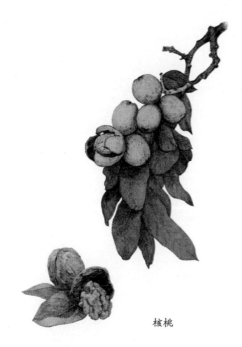

核桃

【典籍记载】

《食物本草》：味甘，平，气温，无毒。食之令人肥健，润肌，黑发。补下元亦用之。

《本草纲目》：甘，平、温，无毒。补气养血，润燥化痰，益命门，利三焦，温肺润肠，治虚寒喘嗽，腰脚重痛，心腹疝痛，血痢肠风，散肿毒，发痘疮，制铜毒。

【营养价值】

中医认为，核桃具有补血养气、补肾填精、止咳平喘、润燥通便等良好功效。常吃核桃能够补脑、改善脑循环、增强脑力，同时还有乌发、使皮肤光润的作用。

核桃含有丰富的蛋白质、脂肪、碳水化合物，并含有人体必需的钙、磷、铁等多种微量元素和矿物质，以及胡萝卜素、核黄素、维生素 B、维生素 E 等多种维生素。现代医学研究认为，核桃中的磷脂对脑神经有良好的保健作用。核桃中所含脂肪的主要成分是亚油酸甘油酯，食用后不但不会使胆固醇升高，还能减少肠道对胆固醇的吸收，可作为高血压、动脉硬化患者的滋补品。此外，这些油脂还可供给大脑基质的需要。核桃中所含的微量元素锌和锰是脑垂体的重要成分，常食有益于脑的营养补充，有健脑益智作用。另外，核桃油含有不饱和脂肪酸，有防治动脉硬化的功效。核桃仁中含有锌、锰、铬等人体不可缺少的微量元素，是中成药的重要辅料，有顺气补血、止咳化痰、润肺补肾等功能。

黑米

黑米生菰蒋，青花出稻苗。
——梁·庾肩吾 《奉和山子纳凉诗》

【轶事珍闻】

黑米的种植历史悠久，是中国古老而名贵的水稻品种。自古以来，黑米就被人们当成一种滋补保健品。相传汉武帝时，黑米便由博望侯张骞最先发现，他曾向汉武帝进献黑米。汉武帝虽有吃不尽的山珍海味，但对罕见的黑米爱如奇宝，每天早晚必食，并赐予宠臣享用，将其誉为珍贵的"黑珍珠"。自汉武帝以来，历代帝王都将陕西洋县黑米列为"贡品"，成为皇室贵族的珍肴美味。清光绪二十四年"庚子之变"，慈禧太后逃到西安时，仍念念不忘洋县黑米的滋补奇效和诱人香味，下旨令汉中知府进献。

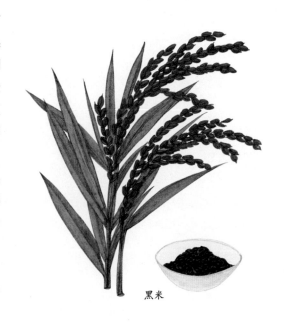

黑米

【典籍记载】

《食物本草》：味苦，甘，温，无毒。主温中，令人多热，大便坚。

【营养价值】

黑米是一种药食两用的稻米，在中国已有1500多年的种植历史。黑米外表墨黑，营养丰富，有"世界米中之王"、"长寿米"和"补血米"的美誉。中医认为，黑米具有滋阴补肾、补益脾胃、益气活血、养肝明目等功效，对头昏、目眩、贫血、白发、眼疾、腰膝酸软等病症具有保健作用。

现代营养学研究表明，黑米中的蛋白质含量比普通白米的含量高出20%以上，所含八种人体必需氨基酸含量较白米也高出许多。另外，黑米中含有丰富的铁、锰、锌、铜、钙、镁等矿质元素，以及B族维生素和维生素C、维生素E等多种维生素和花色苷、类胡萝卜素、强心甙、生物碱等活性成分。黑米具有清除自由基、改善缺铁性贫血、抗应激反应、抗菌、降低血压、抑制癌细胞生长以及免疫调节等多种生理功能。黑米中的黄酮类化合物能维持血管正常渗透压,减轻血管脆性,防止血管破裂和止血;同时还具有改善心肌营养、降低心肌耗氧量等功效。花色苷作为一种非常安全的天然色素,是黑米中重要的活性成分,具有多种药理学作用。科学研究表明,黑米中的花色苷具有抗氧化、抗炎、降血脂、抑制癌细胞浸润和转移等活性作用。

黑芝麻

淮乡久住已成俗，客至亦复研芝麻。
——宋·章甫《谢张倅惠茶》

【轶事珍闻】

汉明帝时，刘晨、阮肇在天台山采药，吃了仙女赠给的胡麻饭（黑芝麻饭）后成仙得道。几天后回到家乡，见沧海变迁，景物全非，子孙已繁衍了七代，这就是所谓的"一饭胡麻几度春"。葛洪的《神仙传》中也有一说："鲁女生服胡麻饵术，绝谷八十余年，甚少壮，日行三百里，走及獐鹿。"在这两则神话故事中，服食胡麻能使人成仙得道的主题只是托词，其真实用意是指黑芝麻具有补肾益精、延年益寿的作用。

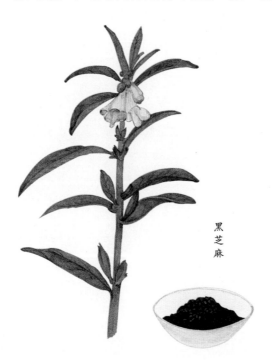

黑芝麻

【典籍记载】

《神农本草经》：味甘，平。治伤中、虚赢，补五内，益气力，长肌肉，填脑髓。久服轻身不老。

《本草纲目》：胡麻取油以白者为胜。服食以黑者为良，胡地者尤妙。取其黑色入通于肾，而能润燥也。

《本草经解》：久服味甘益脾，脾血润，故不老。气平益肺，肺气充，故身轻也。

【营养价值】

黑芝麻为胡麻科脂麻的黑色种子，性甘，平；归肝、肾、大肠经；为药食兼用品种，被视为滋补圣品。药用有补肾、乌发之功效；具有补肝肾、益精血、润肠燥的作用；可用于头晕眼花、耳鸣耳聋、须发早白、病后脱发、肠燥便秘。长期食用黑芝麻，有医疗保健的功效。黑芝麻的保健功效，一方面是因为黑芝麻含有大量的脂肪和蛋白质，还有糖类、维生素 A、维生素 E、卵磷脂、钙、铁、铬等营养成分；另一方面是因为含有极其珍贵的芝麻素和黑色素等物质。

黑芝麻是补钙佳品，每100克黑芝麻的钙含量近800毫克，远高于牛奶和鸡蛋。黑芝麻钾含量丰富，钾钠含量的比例接近40:1。钾可促进体内多余的钠的排出，这对于控制血压和保持心脏健康非常重要。现代研究证明，头发毛囊中黑素细胞分泌的黑色素减少是产生白发的主要原因，其中，酪氨酸酶数量减少是主要原因之一。黑芝麻水提液能够促使酪氨酸酶提高，黑色素的合成量也因此得以提高，白发从而可以重新变得乌黑。

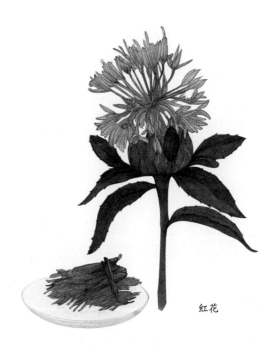

红花

红花颜色掩千花，任是猩猩血未加。

染出轻罗莫相贵，古人崇俭诚奢华。

——五代·李中　《红花》

【轶事珍闻】

据记载，红花原产埃及尼罗河上游、西欧和北非，早在汉朝就已引入我国，在我国已有2000多年的栽培历史。红花入药的历史，宋朝《本草图经》一书最早记载。据说，宋朝时浙江奉化人陆严医术精湛，当时极负盛名。新昌县有一徐姓妇女得了产后病，家人赶路200多里向陆严求医。陆严赶到时，产妇已经昏死过去，只有胸膈部位尚存余温。陆严仔细诊脉后说："这是血闷之病，需要买大量红花才能奏效。"红花买来后，陆严用大锅煮药，等到药汤煮沸，就倒入大木桶中，然后上面加一花格木窗，让产妇躺在上面，以药气熏蒸。药汤稍冷，就再换一桶。

红花

不大一会儿，产妇的手指开始伸动，半天后终于苏醒了。原来红花具有活血化瘀的功效，陆严利用熏蒸疗法，使药气作用于人体发挥药效，抢救了这一濒死而不能服药的危重病人。

【典籍记载】

《本草纲目》：辛，温，无毒。产后血运口噤，腹内恶血不尽绞痛，胎死腹中，并酒煮服。小主蛊毒。活血润燥，止痛散肿，通经。

《本草从新》：辛、苦、甘，温。入肝经而破瘀血，活血润燥，消肿止痛。

《本草求真》：辛苦而温。色红入血，为通瘀活血要剂。

【营养价值】

红花是菊科红花属植物红花的花，味辛，性温，归心、肝经。中医认为，红花具有活血通经、祛瘀止痛的功效，主治痛经、经闭、产后血晕、瘀滞腹痛、胸痹心痛、血积、跌打瘀肿、关节疼痛、中风瘫痪、斑疹紫暗等症。

现代医学研究证明，红花有增加冠脉血流量及心肌营养性血流量的作用，可以改善缺血心肌氧的供求关系，降低脑卒中发生率及死亡率。同时，它能同时影响体内和体外的凝血系统。此外，红花油还有降低血脂作用。

红花常与桃仁、当归、川芎、熟地、白芍等同用，称为"桃红四物汤"。

胡萝卜

【轶事珍闻】

胡萝卜栽培历史悠久，在荷兰被列为"国菜"之一。2000年备战悉尼奥运会时，中国科学院遗传与发育生物学研究所研究员洪兴华教授用胡萝卜素预防运动员腹泻，研究证明胡萝卜的提取物能够有效预防肠道功能紊乱，对预防腹泻和腹痛有确切作用。科学家表示，多吃胡萝卜之类的水果蔬菜，可以使人更有魅力。英国《杂货商报》杂志刊登一项最新研究发现，每天吃胡萝卜可以远离"丑陋"，使人皮肤光亮，更显漂亮。英国一个叫科德西的人患了晚期膀胱癌，著名的自然疗法专家格尔森博士让他每天喝胡萝卜汁和苹果汁，连喝2年，科德西的身体逐渐好了起来。无独有偶，苏联也曾对肺癌病人做了大样本观察，每天饮用胡萝卜汁能够不同程度地缓解病情。

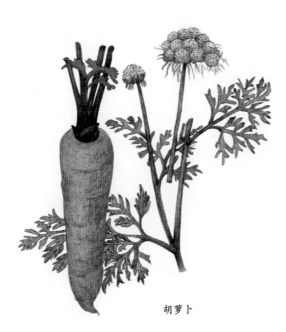

胡萝卜

【典籍记载】

《食物本草》：味甘；温平，无毒。散气，及炮煮食，大下气消谷，去痰癖，利关节，炼五脏恶气，治面并豆腐毒，止咳嗽，疗肺痿吐血，温中，补不足，肥健人，令肤肌白细。

《本草纲目》：甘、辛，微温，无毒。下气补中，利胸膈肠胃，安五脏，令人健食，有益无损。

《本草求真》：治肠胃邪气。

【营养价值】

胡萝卜为伞形科草本植物胡萝卜的根，又称胡芦菔、红萝卜、黄萝卜。中医认为，胡萝卜味甘，性平，有健脾和胃、补肝明目、清热解毒、壮阳补肾、透疹、降气止咳等功效，可用于肠胃不适、便秘、夜盲症、性功能低下、麻疹、百日咳、小儿营养不良等症状。

　　胡萝卜的营养成分极为丰富，含有丰富的胡萝卜素，还有维生素B_1、维生素B_2、叶酸、多种氨基酸（以赖氨酸含量较多）、甘露醇、木质素、果胶、槲皮素、山柰酚、少量挥发油、咖啡酸、没食子酸及多种矿物元素。胡萝卜中的ß-胡萝卜素是维生素A源，水解后形成维生素A，是人体不可缺少的一种维生素，可促进生长发育，维持正常视觉，防治夜盲症、干眼病、上呼吸道疾病，还能保证上皮组织细胞的健康，防治多种上皮肿瘤的发生和发展。而且其他类型的胡萝卜素和类胡萝卜素作为天然的有机大分子，可以清除血液及肠道的氧自由基，达到排毒、防癌、防治心血管疾病的功效。而胡萝卜中的维生素B_2和叶酸有抗癌作用，经常食用可以增强人体的抗癌能力，所以胡萝卜被称为"预防癌症的蔬菜"。美国科学家研究证实：每天食用胡萝卜，可降低血中胆固醇含量，预防心脏疾病和肿瘤。

槐花

登临屡起归欤兴，看是槐花满故关。
——宋·田锡 《登叠嶂楼》

【轶事珍闻】

青翠的绿叶、洁白的花朵、素雅的馨香，伴着蓝天、蝉鸣，是夏天独有的风景。槐树是中华民族文化史上占有重要地位的一种植物，古人认为，槐树不仅神奇异常，而且有助于怀念故人、决断诉讼，是公卿的象征。《周礼·秋官》记载：周代宫廷外种有三棵槐树，三公朝见天子时，站在槐树下面。三公是周代太师、太傅、太保三种最高官职的合称。后人因此用三槐比喻三公，成为三公宰辅官位的象征。后世在门前、院中栽植槐树有祈望子孙位列三公之意。龙口民间还流传着"门前一棵槐，财源滚滚来"的民谣，有祈望生财致富之意。

【典籍记载】

《滇南本草》：味苦，性寒。功多大肠经。治五痔，肠风近血，赤白热利。

《本草纲目》：苦，平，无毒。炒香频嚼，治失音及喉痹，又疗吐血衄，崩中漏下。

《本草汇》：治脏毒，凉大肠，杀腹虫，疗肤热。

《本草从新》：苦，凉。功同槐实。凉血。治风热目赤，赤白泻痢，五痔肠风，吐崩便衄诸血。

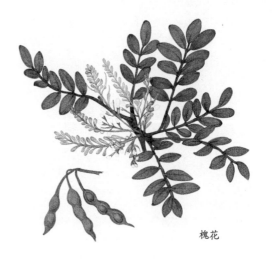

槐花

【营养价值】

槐花是中国槐的干燥花及花蕾，花朵习称槐花，花蕾习称槐米。中医认为，槐花味苦、性微寒、归肝、入大肠经，具有凉血止血、清肝泻火的功效，主治肠风便血、痔血、血痢、尿血、血淋、崩漏、吐血、衄血、肝火头痛、目赤肿痛、喉痹、失音、痈疽疮疡等症。此外，槐花具有清热解毒、降血压、预防中风的功效，槐花煎水代茶饮，亦可与夏枯草、菊花、黄芩同用，以增清肝泻火明目之效。槐花含芦丁、槲皮素、鞣质、槐花二醇、维生素 A 等成分。芦丁能改善毛细血管的功能，保持毛细血管正常的抵抗力，防止因毛细血管脆性过大、渗透性过高引起的出血。

黄精

黄精扫白发，面有孺子颜。
——宋·陆游《入秋游山赋诗略无阙日戏作五字七首识之以野》

【轶事珍闻】

古往今来，人们一直追求长生不老、得道升仙、开炉炼丹、仙人指点……使用的方法和途径很多，然而能够像黄精这样深受重视、被广泛采用的药草却微乎其微。精通养生之道的道家，将黄精作为帮助修炼的仙药，认为服用黄精可以容颜不老、肌肉丰厚。在西晋张华所著《博物志》中，黄帝问天姥，"天地所生，岂有食之令人不死者乎？"天姥曰："太阳之草，名曰黄精，饵而食之，可以长生。"晋代葛洪在《抱朴子》中也描述黄精"得坤土之气，获天地之精"，是吸收了天地灵气的精华所在。南北朝医家陶弘景对黄精推崇备至，将黄精列为"上品草部"之首，并称"俗无此方，而为仙家所贵"。

在盛产黄精的九华山，更有着"金乔觉以此为食而成菩萨，无瑕和尚以此为食而肉身不腐"的传说。九华山与峨眉山、五台山、普陀山并称为"四大佛教圣地"，是地藏菩萨的道场。金乔觉，即地藏菩萨转世，唐代时他曾在九华山苦修75载，99岁圆寂，三年后开函仍"颜色如生，兜罗手软，骨节有声如撼金锁"。明代高僧无瑕和尚高寿126岁，为弘扬佛法，在人生最后数十年以自己的鲜血和金粉抄写《华严经》并写下身世自传书。崇祯敕封其为"应身菩萨"，他写下的血经至今仍保存在九华山寺内。古时高僧隐居九华山，衣不蔽体，食不果腹，是一种纯粹的苦修生活，为何他们能够健康长寿，甚至圆寂后仍肉身不腐呢？山中盛产的黄精起到了至关重要的作用。

黄精不仅是仙家服食的上品，也是普通百姓的"救命草"。古时等级森严，重重压迫下常有不堪重负的百姓逃往山林。然而，大山深处也有毒蛇猛兽，缺衣少食，能够在这种恶劣环境中活下来

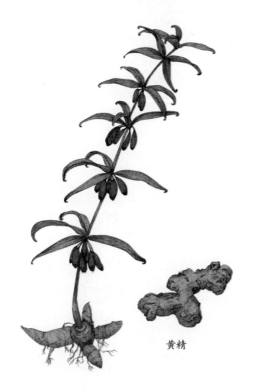

黄精

非常不易。运气好的，遇到灵草灵果，能在山中避世而居。在历朝历代的这类传说中，黄精都扮演着"仙人余粮"的重要角色。《本草纲目》中就记载了民女宝珠从地主恶霸手中逃进泰山老林，在山中食用黄精后身轻如燕的故事。近年来，医家学者也十分关注黄精的神奇效果，原武汉医学院的专家曾对广西省的都安、巴马县的 292 位百岁老人调查后发现，他们的长寿与久居山中常食黄精有关。

【典籍记载】

《名医别录》：味甘，平，无毒。主补中益气，除风湿，安五脏。久服轻身、延年、不饥。

《食疗本草》：饵黄精，能老不饥。

《本草纲目》：甘，平，无毒。补诸虚，止寒热，填精髓，下三尸虫。

《本草从新》：补中益气，安五脏，益脾胃，润心肺，填精髓，助筋骨，除风湿，下三尸虫。以其得坤土之精粹，久服不饥，却病延年。

【营养价值】

黄精，又名龙衔、太阳草、老虎姜、鸡头参，其性平、味甘，具有补气养阴、健脾、润肺、益肾功能，可用于治疗脾胃虚弱、肺虚咳嗽、体倦乏力、口干食少、精血不足、内热消渴等症。它的补性较滋润、缓和，可制作药膳，酿酒、制丸、熬膏后可供长期服用，对身体虚弱者，特别是中老年人十分有益。

黄精中含天门冬氨酸、毛地黄糖甙、蒽醌类化合物、粘液质、糖类、烟酸、锌、铜、铁等营养成分，具有抗缺氧、抗菌、抗疲劳、抗衰老作用，能增强免疫功能，增强新陈代谢，且具有降血压、降血糖、降血脂、防止动脉粥样硬化等作用。

【科学实验】

抗肿瘤作用

在黄精多糖对 H22 实体瘤、S180 腹水瘤的生长抑制作用和对荷瘤小鼠免疫调节作用的研究中发现，黄精多糖有显著的抗肿瘤作用和免疫调节活性。给予黄精多糖灌胃的荷瘤小鼠的脾脏指数和胸腺指数显著增加；低、中、高剂量的黄精多糖对 H22 实体瘤的抑瘤率分别是 34.93%、43.44%、56.25%；中、高剂量的黄精多糖可以显著延长 S180 腹水型荷瘤小鼠的存活时间 [1]。

抑菌和抗氧化作用

用滤纸片抑菌圈实验法研究黄精多糖对几种常见细菌的抑制作用，结果表明：黄精多糖对实验菌有明显的抑制作用。其中，对金黄色葡萄球菌抑制作用最强，MIC=0.5%，抑菌圈直径为 19.6 毫米，对大肠杆菌最弱，MIC=2.0%，抑菌圈直径为 11.2 毫米。黄精多糖具有一定的抗氧化作用，其效果随着用量增大而增强[2]。

参考文献：

[1] 张峰、高群、孔令雷、朱玉云：《黄精多糖抗肿瘤作用的实验研究》，《中国实用医药》，2007年7月第2卷第21期，第95-96页。

[2] 苏伟、赵利、刘建涛、陈红兰、龚珍奇：《黄精多糖抑菌及抗氧化性能研究》，《食品科学》，2007年第8期，第55-57页。

黄米

彼黍离离，彼稷之苗。
行迈靡靡，中心摇摇。
知我者谓我心忧，不知我者谓我何求。
——先秦·《诗经》 《黍离》

【轶事珍闻】

《韩非子·外储说左下》中有这样一段记载：孔子侍坐于鲁哀公，哀公赐之桃与黍。哀公曰："请用。"仲尼先饭黍而后啖桃，左右皆掩口而笑。哀公曰："黍者，非饭之也，以雪桃也。"仲尼对曰："丘知之矣。夫黍者，五谷之长也，祭先王为上盛。果蓏有六，而桃为下，祭先王不得入庙。丘之闻也，君子以贱雪贵，不闻以贵雪贱。今以五谷之长雪果蓏之下，是从上雪下也。丘以为妨义，故不敢以先于宗庙之盛也。"

意思是说，有一天鲁哀公请孔子进宫叙谈。孔子陪坐在鲁哀公身边，鲁哀公赐给他桃子和黍子。哀公请孔子吃。孔子先吃黍子后吃桃子，鲁哀公身边左右侍从都

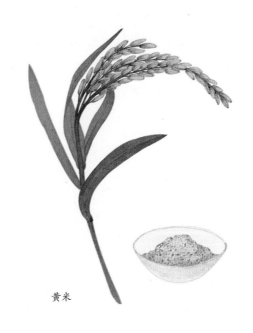

黄米

掩口而笑。鲁哀公说："黍子，并不是吃的，而是用来擦拭桃子的。"孔子正色地对哀公说："主公啊，我不是不知道，但黍米是五谷尊者，是帝王祭祀天地及宗庙时最上等的谷物，其地位是很高的。而桃子是较低贱的，祭祀时从来不用。用尊贵的东西去擦拭低贱的东西，是君子所不为的。今天用五谷之长的黍米去擦拭低贱的桃子，臣以为这是违背周礼。所以，我不敢那样做。"孔子用自己的言行委婉地向鲁哀公表达出要遵守礼法、克己复礼的道理，告诉鲁哀公不能把等级秩序搞乱了，如果不遵守礼法，国家、社会就会变得混乱。

【典籍记载】

《名医别录》：甘，温，无毒。益气，补中。

《本草纲目》：嚼浓汁，涂小儿鹅口疮，有效。

【营养价值】

　　黄米属禾本科黍属，又称黍、稷、糜子、禾祭、夏小米、黄小米。糜子有软糜子与硬糜子之分。硬糜子碾成米，称为黄米。黄米原产中国北方，是古代黄河流域重要的粮食作物之一。黄米味甘、性微寒；具有很高的营养价值，也有一定的药用价值，是中国传统的中草药之一，有益阴、利肺、利大肠的作用。现代研究表明，黄米富含蛋白质、碳水化合物、B族维生素、维生素E、锌、铜、锰等营养元素。用黄米做成的黄米饭对缓解阳盛阴虚、夜不得眠、久泄胃弱、冻疮、疥疮、毒热、毒肿等症状有一定的作用。

黄芪

白发敲簪羞彩胜，黄芪煮粥荐春盘。
——宋·苏东坡 《立春日病中邀安国仍请率禹功同来仆虽不能饮》

【轶事珍闻】

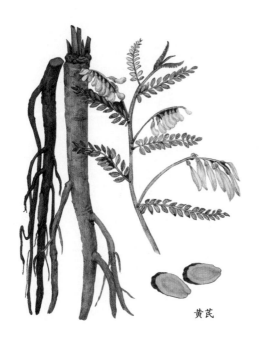

黄芪

黄芪是一味被广泛运用于食疗的补药，它的得名与老人戴糁有关。相传，名医戴糁善于针灸治疗术，为人厚道，待人谦和，一生乐于救助他人，后来为救坠崖儿童而身亡。他形瘦，面肌淡黄，人们以尊老之称而敬称其为"黄耆"。老人去世后，人们为了纪念他，便将他墓旁生长的一种味甜，具有利水消肿、除毒生肌作用的草药称为"黄芪"，并用它救治了很多病人，在民间广为流传。

黄芪补中益气的效果突出。《旧唐书·方技传》记载：唐朝许胤宗在南陈新蔡王手下做官时，柳太后突然中风说不出话来，请遍名医治疗都没有效果。众医束手无策，新蔡王更是心急如焚。而精通医药的许胤宗却不着急，他用黄芪、防风两味药煮汤数十斛，以热汤气熏蒸法治病，柳太后当天晚上就能说话了，经过一段时间的调理便完全康复了。

民国初期，曾为孙中山诊治的北京名医陆仲安，擅长运用黄芪、党参治疗疑难重症，人称"陆黄芪"。1920年11月，胡适患肾炎，西医久治不愈，认为"无法挽救，速备后事"。胡适及家人遑急万状，后请陆仲安治病。陆先生为胡适诊毕，采用以超大剂量的黄芪、党参为主的方剂。胡适服药后即见转机，逐渐痊愈。陆仲安治愈胡适，在当时的医界引起了不小的反响。

【典籍记载】

《神农本草经》：味甘，微温。治痈疽、久败疮，排脓止痛，大风癞疾，五痔鼠瘘，补虚，小儿百病。

《名医别录》：无毒。主治妇人子脏风邪气，逐五脏间恶血，补丈夫虚损，五劳羸瘦，止渴，腹痛泄利，益气，利阴气。

《本草纲目》：甘，微温，无毒。

【营养价值】

黄芪，又名黄耆，具有补气升阳、固表止汗、生津养血、利水退肿、托毒排脓、生肌等功效。黄芪素以"补气诸药之最"著称，民间也流传着"常喝黄芪汤，防病保健康"的顺口溜，意思是说，经常用黄芪煎汤或用黄芪泡水代茶饮，具有良好的防病保健作用。

现代研究表明，黄芪含有葡萄糖醛酸、黄芪多糖A、B、C、D，黏液质，多种氨基酸、苦味素、黄芪皂苷、甜菜碱、胆碱、叶酸、黄烷化合物及硒、硅、锌、钴、铜、钼等多种微量元素，具有增强机体免疫功能、保肝、利尿、抗衰老、抗应激、降压和广泛的抗菌作用。

黄芪食用方便，可煎汤、煎膏、浸酒、入菜肴等。黄芪的主要药理作用是补气固表，可以利水，也可以托毒生肌。平时体质虚弱、容易疲劳、常感乏力、贫血的人，冬季吃黄芪非常有益，民间自古就有取黄芪配滋补强身食品的习惯。有些人一遇天气变化就容易感冒，中医称为"表不固"，可用黄芪来"固表"，中医名方"玉屏风散"的主药就是黄芪，可防风祛风、治疗经常性感冒。常饮用黄芪泡的酒，亦可增强身体抵抗力。

桔梗

病与衰期每强扶，鸡壅桔梗亦时须。
——宋·王安石《北窗》

【轶事珍闻】

中国使用桔梗的历史非常悠久，《战国策·齐策》中就有"今求桔梗于沮泽，则世不得焉。及主睪黍、梁义之阴，则郤车而载身"的记载。描述了睪黍、梁义二山的山阴处盛产桔梗，车子一辆接着一辆去装载的情景。流传的桔梗故事也有很多，传说古代南方中原某地，有个村庄叫商家村，村民均为种地农户，因为长年累月劳动，体力消耗过度，都得了一种病——肺热咳嗽，痰痛不畅，诸多医生均治不好。该村有个女子，对此十分焦心，她一心想救村人，无奈之中，对天下跪，求神保佑村民平安。忽一白发老头至前，老头送她一把草说："你用此草熬汤，让村民喝可治。"女子谢了老人，将草煮水，让村人喝下，果然，不出几次，村民的病就好了。全村人为感谢这位村女的恩德，就叫此草

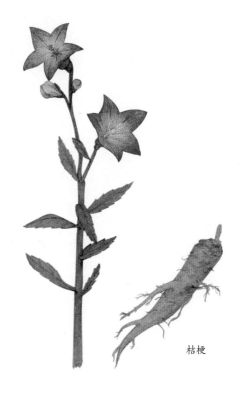

桔梗

为"接根"，意思是村女挽救了全村人的性命，保住了"根"（也有使村民能延续后代，代代相传，不断子孙之意）。这名字一直叫下来，后来由于谐音的关系，大家将"接根"叫成了"桔梗"，延续至今。

【典籍记载】

《神农本草经》：主胸胁痛如刀刺，腹满，肠鸣幽幽，惊恐悸气。

《名医别录》：利五脏肠胃，补血气，除寒热风痹，温中消谷，疗喉咽痛。

《本草纲目》：朱肱活人书治胸中痞满不通，用桔梗、枳壳，取其通肺利膈下气也。

【营养价值】

桔梗为桔梗科，桔梗属多年生草本植物，其根是常用中药，具有宣肺利咽、祛痰排脓的功能，多用于咳嗽痰多、胸闷不畅、咽痛、肺痈吐脓等症。自 20 世纪中叶以来，对桔梗的化学成分和药理活性进行的深入研究表明，除多糖外，其主要成分为齐墩果酸型五环三萜皂苷，同时还含有黄酮、聚炔、甾体、酚酸、脂肪酸等化合物，在抗炎活性、祛痰和镇咳活性、抗肿瘤及免疫调节活性、促胰外分泌腺分泌的活性、降脂、镇痛等方面均具有良好作用。

鸡内金

【轶事珍闻】

过去，小孩饮食不节，会导致一种病，叫疳积。患病孩子瘦弱，肚子大，四肢青筋明显，头发成穗，会出现喜欢吃泥土等症状，其中一部分孩子的症状就是脾胃有积滞导致的，而鸡内金就是治疗此病的主要药物。如《寿世新编》里面说，治疗小儿疳积，用鸡肫皮廿个（勿落水，瓦焙干，研末），车前子四两（炒，研末），二物和匀，以米糖溶化，拌入与食即可。

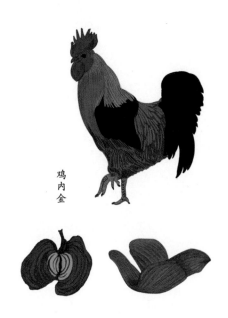

鸡内金

中西医汇通学派的代表人物之一，近现代中国中医学界的医学泰斗张锡纯就常巧用鸡内金治病救人。一位病人胃脘有硬物堵塞多年，饮食减少，感觉吃什么东西都"不能下行"，经过很多医生治疗，分毫无效，脉象沉劳，张锡纯开的方子用鸡内金打底，加入一些活血化瘀的药物，连服八剂后，痊愈。这就是鸡内金消食化积的作用。在张锡纯的眼里，鸡内金："不但能消脾胃之积，无论脏腑何处有积，鸡内金皆能消之，是以男子疝癖，女子癥瘕，久久服之，皆能治愈。又凡虚劳之证，其经络多瘀滞，加鸡内金于滋补药中，以化其绎络之疾滞，而病始可愈。"

【典籍记载】

《名医别录》：微寒。主小便利，遗溺，除热、止烦。

《本草纲目》：治小儿食疟，疗大人淋漓、反胃，消酒积，主喉闭乳蛾，一切口疮，牙疳诸疮。

【营养价值】

中药鸡内金又名鸡肫皮、鸡黄皮等，是指家鸡消化研磨食物的砂囊内壁，系消化器官，为传统中药之一。味甘性平，无毒，能健脾开胃，可用于消化不良、遗精盗汗等状况，故而以"金"命名。《医学衷中参西录》说鸡内金"鸡之脾胃也，中有瓷石、铜、铁皆能消化，其善化瘀积可知"。研究发现，鸡内金在减轻腹泻、口腔溃疡、改善胃肠功能、预防糖尿病等方面具有很好的作用。

【科学实验】

迟玉森、马成印等研究了由鸡内金提取其活性成分——胃泌素的工艺方法，并对提取的活性成分进行了改善肠道功能的测定。结果表明，鸡内金的提取物明显具有改善肠道功能的作用[1]。

参考文献：

[1] 迟玉森：《鸡内金有效成分的提取及其改善肠道保健功能的研究》，《食品工业科技》，1999 年第 4 期，第 21-22 页。

菊花

常饮菊花茶，老来眼不花。
——民谚

【轶事珍闻】

　　菊花的妙用可以追溯到 2000 多年前，汉代的应劭在《风俗通义》里如此记载：河南南阳郦县（今内乡县）有个叫甘谷的村庄，山上长着许多菊花。一股山泉从山上菊花丛中流过，花瓣散落水中，使水含有菊花的清香。村里 30 多户人家都饮用这山泉水，至少能活到七八十岁。就寿命较短的汉代来说，这已经是高寿了。郑板桥曾为此赋诗："南阳菊水多菁旧，此是延年一种花。八十老人勤采啜，定教霜鬓变成鸦。"

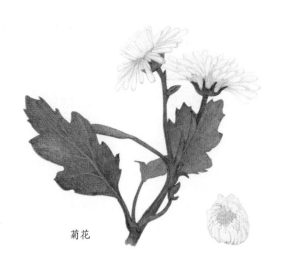

菊花

　　在菊花茶中，浙江桐乡生产的杭白菊与"西湖龙井"齐名，是浙江省八大名药材"浙八味"之一。杭白菊还有一个名字叫"武林神菊"。据传当年乾隆携皇后下江南，龙船摇到离杭州不远的塘栖武林码头。乾隆本想上岸游览，谁知皇后正患感冒，头痛、鼻塞、四肢无力。乾隆十分着急，急问御医有什么良药可治。御医说："船上已没有治伤风的药了，只有到了杭州再想办法。"正当大家束手无策之时，一名伙夫送茶到此，对乾隆说："我有良药能治娘娘的病。"说罢，伙夫跳上岸去，从田野里采来了几把野菊花，用开水冲泡，让皇后代茶喝下。皇后喝了野菊花冲泡的汤水后，竟然第二天就全好了。乾隆十分高兴，便一个劲地夸野菊花是神药，并立即提笔展纸，挥毫而就"武林神菊"四个大字。于是，当地所产的菊花便成了贡品，远近驰名。

【典籍记载】

　　《神农本草经》：味苦，平。治风头眩、肿痛、目欲脱、泪出、皮肤死肌、恶风湿痹。久服利血气，轻身耐老延年。

　　《名医别录》：味甘，无毒。主治腰痛去来陶陶，除胸中烦热，安肠胃，利五脉，调四肢。

《食疗本草》：并主头风目眩、泪出，去烦热，利五藏。

《本草纲目》：苦、辛，平，无毒。

【营养价值】

菊花为常用中药，能散风清热、平肝明目、解毒消肿，主治外感风热或风温初起、发热头痛、眩晕、目赤肿痛、疔疮肿毒。菊花含有多种对人体有益的有效成分和丰富的营养物质，被誉为"药食圣品"。

现代药理研究表明，菊花具有治疗冠心病、降低血压、预防高血脂、抗菌、抗病毒、抗炎、抗衰老等多种药理活性。使用菊花沐浴，能去痱爽身、滋润肌肤，使皮肤白嫩。用杭白菊做枕芯，有防热解毒、明目等保健功能。

杭白菊是中国传统的栽培药用植物，也是菊花茶中最好的一个品种。它性微寒、味甘苦，有散风清热、清肝明目和解毒消炎的作用，能治高血压、偏头痛、急性结膜炎等症。杭白菊含有黄酮、绿原酸、活性多糖、三萜类化合物以及微量元素、维生素和氨基酸等成分。现代研究表明，杭白菊具有止痢、消炎、明目、降压、降脂、强身的作用，可用于治疗湿热黄疸、胃痛食少、水肿尿少等症。杭白菊与淡竹叶搭配能清热解毒，与沙棘中丰富的维生素协同增效，可提高整个呼吸系统对抗外界环境的能力，共同建立起对抗外界侵袭的屏障。

【科学实验】

抗病毒作用

广州中医药大学通过研究发现，野菊花在体内外均有不同程度的抗流感病毒作用。提示野菊花能提高小鼠细胞免疫功能，增强其对流感病毒的抵抗力[1]。

抗炎作用

浙江中医药大学、浙江医学高等专家学校通过研究发现，杭白菊总黄酮具有明显的抗炎作用，其抗炎作用可能与其降低血管通透性、抑制 PGE2 等炎症介质生成及增强清除氧自由基、抗脂质过氧化能力有关[2]。

【答疑解惑】

杭白菊的茶汤为什么会变色？还能继续喝吗？

菊花茶由亮黄色变绿色，属于正常现象，可放心饮用。杭白菊浸泡久了，其所含有的叶绿素、花青素（这类花色素属水溶性色素）被浸泡出来，从而导致茶汤变色。花青素的颜色会随着酸碱值而变，遇酸变红，遇碱变蓝，颜色范围从红色、粉红色、紫色到蓝色，是一种天然的酸碱指示剂。所以，由于全国各地的水质不同，菊花茶也因此从亮黄色转为绿色，甚至浅蓝色等，均属正常现象。

参考文献：

[1] 林素琴：《野菊花抗甲Ⅰ型流感病毒FM1株的作用研究》，《中西医结合基础》，2010年5月，第1-44页。

[2] 吴晓宇、余陈欢、包启年：《杭白菊总黄酮抗炎作用及其机制初探》，《中国临床药理学与治疗学》，2009年9月，第1000-1004页。

橘皮

千年人参，百年陈皮。
　　　　——民谚

【轶事珍闻】

橘皮又称陈皮。很多人对"东北三宝"很熟悉，对"广东三宝"却不甚明了，"广东三宝"是指广陈皮、老姜、禾杆草。陈皮还有一个很有趣的中药对联故事。从前有个放牛郎经常采药去卖，一天又来到了药铺，店主人的女儿洪娘子称完药材后笑道："近日闻得外头流传一联，想请教一下，不知可否指点？"放牛郎微笑说道："愿领教。"洪娘子于是说出了上联：鼓架架鼓，陈皮不能敲半下。放牛郎见这里面嵌有"陈皮"、"半夏"两味中药名，且用"下"谐"夏"音，他想

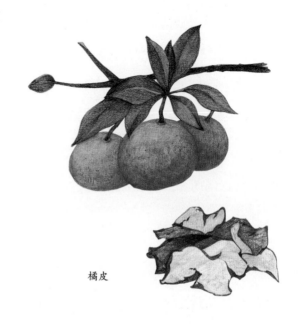

橘皮

了很久也没有对出，只好说回去想想明天来对。洪娘子说："原来你也是'不能敲半下'呀！好吧，今天的草药钱也暂且留下，等对出了再来取吧。"放牛郎知道洪娘子有意为难，但也无可奈何，便默默离开了药店。他走到街上，忽然看见一个小孩拖着个烂灯笼玩，心头豁然开朗，即刻转身跑回药店，兴冲冲地对出了下联：灯笼笼灯，纸壳原来只防风。洪娘子一惊，觉得这下联以"纸"谐"枳"，且嵌"枳壳"、"防风"两味中药名，虽对得不甚工整，却也十分难得，不由得对放牛郎有了好感，两人最终喜结连理，成就一段佳话。

【典籍记载】

《本草纲目》：苦、辛，温，无毒。疗呕哕反胃嘈杂，时吐清水，痰痞痎疟，大肠闷塞，妇人乳痈。入食料，解鱼腥毒。

《本草汇》：止呕定冲，颇有中和之妙，清痰泄气，却无峻烈之嫌。

《本草从新》：辛能散，温能和，苦能燥，能泻。为脾肺气分之药。调中快膈，导滞消痰，定呕止嗽，利水破癥，宣通五脏，统治百病，皆取其理气燥湿之功。

【营养价值】

橘皮味甘苦，但有橘子的清香，是水果柑橘的果皮经干燥处理后制成的干性果皮。这种果皮如保持在干燥的条件下，可长久放置储藏，故也称为陈皮。以冬柑的皮晒制而成的橘皮质量较好，它的外表呈现深褐色，皮瓢薄，放在手上觉得很轻且容易折断，同时还伴有清香味。

在药用上，橘皮有理气、燥湿化痰、解腻留香、降逆止呕的功效，是一味常用中药，中医的"陈皮半夏汤"、"二陈汤"主要就是靠陈皮治病的。以橘皮为主要成分配制的中成药有很多，是化痰下气、消滞健胃的良药。

橘皮中含有大量挥发油、橙皮甙、维生素 B、维生素 C 等成分，挥发油对胃肠道有温和刺激的作用，可促进消化液的分泌、排除肠道内积气、增加食欲。橘皮的苦味物质是以柠檬苷和苦味素为代表的"柠檬苦素"类似物，这种类柠檬苦素味平和，难溶于水，易溶于油脂，有助于食物的消化。橘皮用于烹制菜肴时，其苦味与其他味道相互调和，可形成独具一格的风味。

决明子

愚翁八十目不瞑，日数蝇头夜点星。
并非生得好眼力，只缘长年饮决明。
——佚名

【轶事珍闻】

相传有个老秀才得了眼疾，被人们叫做"瞎秀才"。有一天，一个药商经过他家门前，见门前有几根野草，就前后三次想以高价购买。老秀才觉得这草一定有价值，一直舍不得卖。后来老秀才觉得草籽味挺香，就每天用它泡水喝，日子一长，眼病竟然好了，走路也不拄拐杖了。药商又来买野草，见没了野草，就问老秀才。老秀才就把野草籽能治眼病的事说了一遍。药商说："这草籽是良药，不然我几次来买？它叫'决明子'，又叫'草决明'，能治各种眼病，长服能明目。"后来，老秀才因为常饮决明子泡的茶，八十多岁了还眼明体健。

决明子还有另外一个古老的传说。据说很久以前，陕西龙门山有一老道人，年过百岁仍精力充沛、鹤发童颜、耳聪目明，可看到十里之外的景物，人们认为这位老道有什么奇术，一再恳求老道传授仙方。老人说是决明子的功劳，方法是把决明子捣烂吞服，每次一小匙，连服一年。龙门人按照老道的方法，服用一年决明子后，个个都目明眼亮，从前患眼疾的也全好了。

【典籍记载】

《神农本草经》：味咸，平。治青盲、目淫肤，赤白膜，眼赤痛、泪出。久服益精光，轻身。

《名医别录》：味苦、甘，微寒。主治唇口青。

《食疗本草》：平。主肝家热毒气、风眼赤泪。

《本草纲目》：咸，平，无毒。

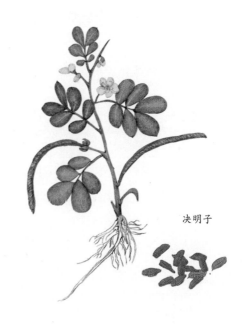

决明子

【营养价值】

决明子，别名羊明、还瞳子、千里光

等。中医认为，决明子苦、甘、咸，微寒。归肝、大肠经。具有清肝明目、利水通便的养生保健作用，多用于调理肝热目赤肿痛，或肝阳上亢导致的头痛、眩晕。决明子还兼能入大肠经，善于清热润肠通便，可用于缓解内热肠燥、大便秘结症状。现代研究表明，决明子有降低血压、血浆总胆固醇和缓和泻下作用。

决明子和淡竹叶合用去火效果良好。决明子清热润肠通便，将体内的火和热随大便排出体外；淡竹叶清心火，利小便，使体内的火和热随小便排出体外；淡竹叶和决明子相互配合，双管齐下，可有效清除体内湿热和火邪。

苦杏仁

乞得杏仁诸妹食，射穿杨叶一翎风。

——明·徐渭 《上谷边词四首》

【轶事珍闻】

南太平洋上有一个由 800 多个岛屿组成的国家斐济，令人惊奇的是，这里没有癌症患者！这是迄今世界上发现的唯一一个没有癌症患者的国家。斐济为何会成为"无癌之国"呢？这主要与该国独特的饮食习惯有关。该国居民最喜欢吃荞麦、杏仁和杏干，每日三餐几乎必然伴食杏仁、杏干，这对防癌抗癌很有帮助。

杏仁自古就是美容佳品，是古代养生家润肤美容的主要药物。早在几千年前的中国宫廷里，后妃们就知道用杏仁茶美容，吃杏仁茶抗皮肤衰老。春秋时代，郑穆公的女儿夏姬就喜食杏仁，据说活了一百多岁，并且面色

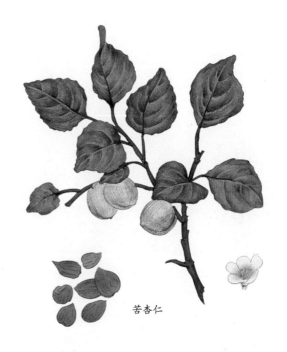

苦杏仁

不衰老。唐宋以来，很多宫廷嫔妃都喜欢用杏仁来做茶点，著名的香妃，据说就是因为喜食杏仁而出现身体异香，深得皇帝宠爱的。杨贵妃能拥有"回眸一笑百媚生，六宫粉黛无颜色"的姿色，也与她选用的美容秘方"杨太真红玉膏"不无关系，而红玉膏的主要成分就是杏仁，是用杏仁去皮研末配以冰片、麝香等调和而成，具有"令面红润悦泽，旬日后色如红"的功效，此方不仅唐代杨贵妃使用，晚清慈禧太后也尤为钟爱。

【典籍记载】

《神农本草经》：味甘，温。治咳逆上气、雷鸣、喉痹、下气、产乳、金创、寒心、贲豚。

《名医别录》：味苦，冷利，有毒。主治惊痫（疒间），心下烦热，风气去来，时行头痛，解肌，消心下急，杀狗毒。

《本草从新》：辛苦甘温而利，有小毒。泻肺降气，行痰解肌，除风散寒，利胸膈气逆，通大肠气秘，润燥消积。

【营养价值】

苦杏仁为蔷薇科植物山杏、西伯利亚杏、东北杏或杏的种仁。夏季采收成熟果实，除去果肉及核壳，取出种子，晒干。它味苦、微温，有小毒，归肺、大肠经，具有降气止咳平喘、润肠通便的功效，常用于治疗咳嗽气喘、胸满痰多，血虚津枯，肠燥便秘等症。

苦杏仁含苦杏仁甙、脂肪油、苦杏仁酶、苦杏仁甙酶、樱叶酶、可溶性蛋白质等成分。少量服用，苦杏仁在体内能被肠道微生物酶或苦杏仁本身所含的苦杏仁酶水解，产生微量的氢氰酸与苯甲醛，对呼吸中枢有镇静作用，达到镇咳、平喘的作用。苦杏仁中所含的脂肪油可使皮肤角质层软化，润燥护肤，并可抑杀细菌，提高肠内容物对黏膜的润滑作用，有润肠通便的功能，还有保护神经末梢血管和组织器官的作用。氢氰酸能够抑制体内的活性酪氨酸酶，消除色素沉着、雀斑、黑斑等，从而达到美容效果。此外，苦杏仁还具有抗炎镇痛、抗肿瘤、降血糖、降血脂、调节血虚津枯等作用。

【答疑解惑】

苦杏仁可以直接食用吗？

苦杏仁是有毒的，不能直接生食。苦杏仁的毒来自于苦杏仁甙水解释放出的氢氰酸，这种物质过量会导致细胞窒息，引起组织缺氧。其中毒表现为口内苦涩、流涎水、恶心、呕吐、腹痛、腹泻，继而头痛、眩晕、心悸、血压升高、全身无力。中毒严重的会突然晕倒、呼吸困难、瞳孔放大、牙关紧闭、昏迷、血压下降，最后呼吸中枢麻痹而死。

不过，只要稍加处理。苦杏仁就能变得很安全。有文献报道，对氢氰酸含量为 0.1399% 的苦杏仁，用 60℃温水浸泡 10 分钟，捞出后脱皮晒干，氢氰酸含量就下降为 0.0667%。预防苦杏仁中毒，最重要的就是不生吃苦杏仁。在杏熟季节里，家长要跟孩子讲清楚。如煮熟或炒熟食用，也当控制用量，否则也可能发生中毒。苦、甜杏仁应当鉴别，苦杏仁味苦涩，呈扁心脏形，顶端尖，基部钝圆而厚，左右略不对称；甜杏仁味淡甘，大而扁，基部略对称。不能将苦杏仁误作甜杏仁而生食。

莱菔子

秋来霜露满东园，芦（莱）菔生儿芥有孙。
——宋·苏轼《撷菜》

【轶事珍闻】

据传慈禧太后垂帘听政后，因外患内忧，劳累过度，以致卧床不起。御医们急忙会诊研究，按照"北则补"的原则，在其膳食中倍加营养滋补之品，反而眩晕眼花，不思饮食，怒火一来就流鼻血。御医们吓得惶恐不安，苦无良方，有的虽已看出"富贵"的病因，但又不敢贸然越出皇宫"太平"方的范围，去冒风险，最后一致同意"出皇榜"，有个江湖郎中见到告示后，便揭榜进宫。在给西太后诊脉后，他不慌不忙地从药袋里取出三钱莱菔子，研成细末，再加入一点面粉，用茶水调和均匀，然后搓揉成三个丸子，让太后一日三次，每次一丸服下。西太后一丸下去，鼻血就止住了；二丸下去，眩晕也除了；三丸末了，太后诸苦已平，食欲顿开，西太后加倍赏赐了郎中。郎中高兴地出了宫门，感慨之余，遂立传作诗曰："莱菔虽小有奇功，一朝出马显神威，代参消滞通肠胃，太后御医赞美名。"

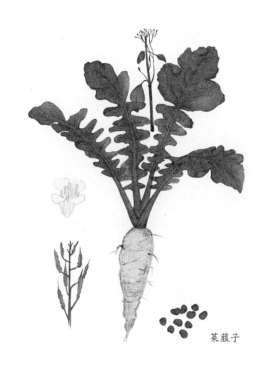

莱菔子

【典籍记载】

《本草纲目》：下气定喘治痰，消食除胀，利大小便，止气痛，下痢后重，发疮疹。莱菔子之功，长于利气。生能升，熟能降，升则吐风痰，散风寒，发疮疹；降则定痰喘咳嗽，调下痢后重，止内痛，皆是利气之效。

【营养价值】

中药"莱菔子"就是萝卜籽，是十字花科植物萝卜的成熟种子，性味辛甘平，归肺脾胃经，具有消食除胀、降气化痰的功能，可用于治疗饮食停滞、脘腹胀痛、大便秘结、积滞泻痢、痰壅喘咳等症。现代研究发现，其含脂肪油、挥发油，挥发油内有甲硫醇等成分，脂肪油中含多量芥酸、亚油酸、亚麻酸等。

【科学实验】

现代研究表明，以芥子碱为主要成分的莱菔子提取物具有明显的降压作用[1]；莱菔子水提物对葡萄球菌和大肠杆菌等有显著抑制作用，具有抗菌、抗真菌、抗病毒的作用[2]。

参考文献：

[1] 吕懿平：《莱菔子提取物脉冲控释片的制备工艺及质量标准研究》，成都中医药大学硕士学位论文，2012 年。

[2] 高洪燕：《莱菔子药理及临床研究》，《中华医药杂志》，2003 年 7 月第 3 卷第 7 期。

莲子

采莲南塘秋，莲花过人头；低头弄莲子，莲子清如水。
——南朝·乐府《西州曲》

【轶事珍闻】

据说世界上寿命最长的种子就是古莲子，有 5000 岁，而且上千年的古莲子能发芽。1952 年，我国科学工作者在辽宁省新金县西泡子洼里的泥炭层里挖掘出一些坚硬的像小铁弹般的古莲子。科学家把古莲浸泡在水里达 20 个月之久，在莲子的外壳钻个小孔，把两头去掉 1~2 毫米，然后再进行培养。两天后，古莲子就抽出嫩绿的幼苗，发芽率高达 96%。经细心照料，这些古莲开出了漂亮的淡红色莲花，后来还结出了果实。

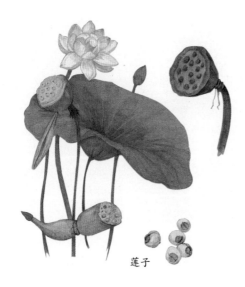

莲子

古莲子能活千岁而不死是因为它的外面有一层硬壳，可以防止水分和空气的内渗和外泄。再加上古莲子含水量少，保藏古莲子的泥炭层里温度较低，一年四季气候变化不大。而且更奇巧的是，古莲子内有 1 个能储存空气的小气室，这对维持古莲子的生命力有决定性的意义。莲子历经数千年也能保持生命的活力，其顽强的生命力令人惊叹。

【典籍记载】

《本草纲目》：莲之味甘，气温而性涩，禀清芳之气，得稼穑之味，乃脾之果也。

《中华人民共和国药典》：甘、涩，平。归脾、肾、心经。补脾止泻，止带，益肾涩精，养心安神。用于脾虚泄泻，带下，遗精，心悸失眠。

【营养价值】

莲子为睡莲科植物莲的干燥成熟种子。又称白莲、莲实、莲米、莲肉。莲，又称荷芙蓉、水芝。莲子是一味很有价值的中药，具有补脾、益肺、养心、益肾和固肠等作用。中医认为，它有清热、固精、安神、强心、降压之效，药用时去皮、去芯，中医处方叫"莲肉"。

　　莲子的营养价值较高，它含有丰富的蛋白质，脂肪，糖类，维生素 B_1、维生素 B_2、维生素 C、维生素 E、锰、锌，还有天门冬素和蜜三糖等。莲子的钙和磷含量特别丰富，磷可以帮助机体进行蛋白质、脂肪、糖类代谢和酸碱平衡。莲子中的钾元素含量位居动植物食品前列，钾对维持肌内的兴奋性、心跳规律和各种代谢有着重要作用。此外，莲子中还含有丰富的磷脂、生物碱和类黄酮等营养保健成分。现代药理研究表明，莲子有镇静、强心、抗衰老等作用，是老少皆宜的滋补品，对于久病、产后或老年体虚者，更是常用营养佳品。

绿豆

龙眼初如绿豆肥，荔枝已似佛螺儿。
南荒北客难将息，最是残春首夏时。
——宋·杨万里《西园晚步二首》

【轶事珍闻】

因绿豆生长期短，90 天就可以成熟，
在古代多作为补种作物，也是救荒作物之
一。《旧五代史·后唐庄宗本纪》就记载：
"二月甲子朔，诏：兴唐府管内有百姓随
丝盐钱，每两与减五十文。逐年所表蚕盐，
每斗与减五十文。小菉豆税，每亩与减放
三升。都城内所征税丝，永与除放。"唐
庄宗曾专门下旨，减免绿豆税，每亩减三
升。原因就是绿豆作为救荒补种之物，减
免绿豆税是利国利民的举措。

中国最早的豆芽是用绿豆制成的，绿
豆芽在中国古代是重要的补充蔬菜之一。
在大航海时代，欧洲人最怕的一种病就是
坏血病，这种病是缺乏维生素 C 所导致的，
在大海中漂荡越久，得病率就越高，得了

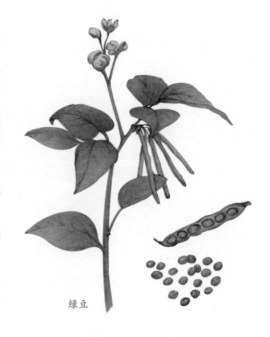

绿豆

坏血病的水手会像臭虫一样一个个死去。而中国郑和出航的船队却没有水手得坏血病，
原因就是郑和载有不少黄豆和绿豆，用来发豆芽，及时补充水手缺少的维生素 C。

绿豆清热解毒，在中国古代很多时候把绿豆当作药用。古代人就用新鲜绿豆捣烂外
包伤口；夏天熬绿豆汤，可以去热烦渴、去疮肿丹毒。如果口舌生疮、咽喉肿痛，喝绿
豆汤可缓解。据说绿豆还有解毒之功，可用于砒石中毒、农药中毒、酒精中毒或铅中毒等。

【典籍记载】

《食疗本草》：平。补益，和五藏，安精神，行十二脉。此为最良。今人食，皆
挞去皮，即少拥气。若愈病，须和皮，故不可去。又，研汁煮饮服之，治消渴。又，
去浮风，益气力，润皮肉。渴长食之。

《本草纲目》：消肿治痘之功虽同于赤豆，而压热解毒之力过之。且益气、厚肠胃、通经脉，无久服枯人之忌。外科治痈疽有内托护心散。绿豆肉平皮寒，解金石、砒霜、草木一切诸毒，宜连皮生研水服。

【营养价值】

绿豆味甘，性寒，有清热解毒、消暑、利尿、祛痘的作用。中医认为，绿豆可消肿通气、清热解毒、补益元气等。绿豆富含蛋白质、碳水化合物、膳食纤维、钙、铁、磷、钾、镁、锰、锌、烟酸、铜、维生素E以及类黄酮、单宁、皂甙、生物碱、植物甾醇、香豆素、强心苷等物质。绿豆中所含的蛋白质、磷脂有兴奋神经、增进食欲的作用，是机体许多重要脏器增加营养必需的；多糖成分能增强血清脂蛋白酶的活性，有降血脂、预防冠心病、心绞痛的作用；球蛋白能促进动物体内胆固醇在肝脏中分解成胆酸，加速胆汁中胆盐分泌并降低小肠对胆固醇的吸收。据研究证实，绿豆的有效成分还具有抗过敏作用，对葡萄球菌以及某些病毒有抑制作用，能清热解毒。绿豆含丰富胰蛋白酶抑制剂，可以保护肝脏，减少蛋白分解，从而保护肾脏。

玛咖

【轶事珍闻】

早在 5000 年前，在南美洲安第斯山脉中段山区，有一位猎人在高山上打猎，无意中发现，在这荒无人烟、寸草不生的恶劣环境里贴地生长着一种犹如萝卜样的野生植物（后被西方科学家鉴定起名为玛咖 Maca），试尝了其萝卜样的根部，味道不错，特别是食用后感到体力倍增，疲乏减轻。于是这种植物被流传到部落，逐渐成为当地印加土著人的必备食物，这种营养丰富、使人精力充沛、身体健壮，又能增强人的性能力和生殖能力，生长在海拔 4000 米高安第斯山区的唯一十字花科植物，被土著居民称之为"安第斯山神赐予人类的礼物"。

据史书记载，公元 1526 年，西班牙人带着火器和战车，远渡重洋来到南美洲，靠武器战胜了手持长矛的印加人，征服和占领了安第斯山这片土地。西班牙人在掠夺金银矿产、征服印加人的同时，发现了一个可怕的现实，他们带来的牲畜失去了生育能力，而且据统计，西班牙人侵占南美 50 年居然没有一个西班牙人在安第斯山区出生，而当地的印加人却繁衍众多。直至 50 年后，一名印加人向西班牙统治者献上了玛咖食品，西班牙人先将玛咖喂给了牲畜，没想到吃了玛咖的牲畜繁衍不绝。后来玛咖成为印加占领者餐桌上不可缺少的食品，他们将玛咖作为贡品连年不断地向西班牙皇室敬献，并称之为"南美人参"。

【营养价值】

玛咖原产于海拔 3500~4500 米的南美安第斯山区，在南美的食用历史已经有 5000 多年，传统上用于强壮身体，提高生育力，改善性功能，抗抑郁，抗贫血等。玛咖于 2003 年开始在我国云南、广西部分海拔 3000 米以上区域引种成功。玛咖含有丰富的人体必需氨基酸，玛咖的脂肪酸中不饱和脂肪酸的含量占 52.7%（其中，亚油酸 18.5%、

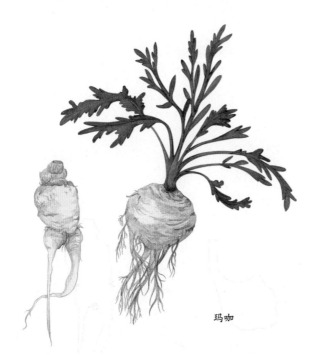

玛咖

亚麻酸 8.87%），含有芥子油苷、甾醇和钾、钙、铁等。玛咖脂类部位含有玛咖烯及玛咖酰胺及其他同系物。玛咖烯和玛咖酰胺被认为是具有促进性功能的有效物质之一，对平衡人体荷尔蒙分泌有显著的效果。玛咖对提高生育力、改善性功能、抗癌、抗白血病、抗压力、抗抑郁、促进前列腺健康、缓解更年期综合征和促进骨骼关节健康等，均具有良好作用[1][2][3]。

【科学实验】

提高性能力和生育力

玛咖无论在短期还是长期喂养中，均能增强雄性大鼠的性行为，并增加大鼠精子的数量，但对睾丸中的睾丸酮数量并无影响。

抗衰老作用

玛咖醇提取物能增强老龄小鼠血清、肝脏 SOD 活性，以及脏器中的 GSH-PX 活性，降低血清及肝脏中的丙二醛水平，提高皮肤羟脯氨酸的水平，增加正常小鼠淋巴细胞转化率，表明玛咖具有一定的抗衰老作用。

调节内分泌

传统和现代研究表明，玛咖对治疗妇女更年期综合征有作用，玛咖可以作为替代外源雌激素来缓解下丘脑和脑垂体功能亢进，其中，生物碱可以补充雌二醇分泌不足。

抗疲劳作用

玛咖干粉可明显延长小鼠负重游泳试验时间，明显降低小鼠运动时血清尿素氮水平，并有助于小鼠运动后血乳酸的消除，说明玛咖有抗疲劳作用。

抗肿瘤作用

苄基芥子油苷和苄基异硫氰酸是玛咖中对动物模型的化学致癌具抑制作用的成分[4]。

【答疑解惑】

食用玛咖后会不会上火？

"上火"是中医学名词，如果出现口干舌燥、咽喉肿痛、两眼红赤、烂嘴角、流鼻血、牙痛、眼屎多、排便困难等，就可能是"上火"了。

不管是多好的东西，食用过量都会产生一定的副作用，例如荔枝，一次性食用过多会导致上火，那么一次性食用玛咖过多会上火吗？根据我国卫生部将玛咖粉列为国家新资源食品的公告，玛咖粉食用量每天不得超过 25 克。根据临床验证表明，一次性食用玛咖过多会导致上火，而对于正在上火的朋友，过多食用玛咖会加重上火症状。此时可以适当减少食用量，多喝水或暂时停服。也可以配合使用具有清热去火作用的食品。

玛咖的适宜人群有哪些?

玛咖的适宜人群主要为内分泌失调的成年人群。例如经常感到疲劳、餐后嗜睡；感到压力大、悲观、沮丧、焦虑、紧张、对生活没有兴趣、性欲冷淡；记忆力减退、多梦、自汗；畏寒怕冷、四肢发凉、腰背冷痛、五更腹泻等。男性尿频、尿急、尿等待、尿无力，精子数量少、成活率低，勃起障碍、早泄等；女性面色苍白或泛黄，易生黄褐斑、粉刺、痤疮，宫寒不孕、排卵障碍，月经不调、月经紊乱、无规律或月经量多、小腹胀痛或月经淋漓不断，更年期提前、形体虚胖或瘦弱等。经常熬夜的人，长期生活不规律的人，工作压力大的人，睡眠不好的人，都适宜食用玛咖。

玛咖是不是男女都可以食用，哪些人不能食用玛咖?

玛咖是一种纯天然的植物，在玛咖原生地安第斯山脉高原山区，当地人食用玛咖的历史已经逾数千年，非常安全，成年男女都可以食用。婴幼儿、未成年人、哺乳期妇女、孕妇、甲状腺疾病患者建议不要服用。

参考文献:

[1] 余龙江、金文闻等：《玛咖的植物学及其药理作用研究概况》，《天然产物研究与开发》，2002年第5期，第71-74页。

[2] 肖培根、刘勇等：《玛卡——全球瞩目的保健食品》，《国外医药·植物药分册》，2001年第16期，第236-237页。

[3] 聂东升、咸飞等：《玛咖对性功能影响及相关健康功效研究进展》，《中国性科学》，2013年第22卷第9期，第10-12页。

[4] 胡天祥：《南美高原植物玛咖的研究进展》，《中医临床研究》，2011年第3卷第19期，第116-117页。

玫瑰花

闻道江南种玉堂，折来和露斗新妆。
却疑桃李夸三色，得占春光第一香。
——清·秋瑾《玫瑰》

【轶事珍闻】

早在 2000 多年前，中国就已开始使用玫瑰花。古人评价"玫瑰非奇卉也，然可食可佩"，不仅是观赏花卉中的珍品，含苞待放的花蕾更是药苑中的良药。一代女皇武则天、四大美人之一的杨贵妃都钟情于用玫瑰花养颜。清代乾隆皇帝特别推崇玫瑰花饼，使之一跃成为宫廷御点。

在中国，传说玫瑰原来只长青枝绿叶，并不开花。很久之前，有一位靠打柴为生的刘郎，因误闯王母娘娘的花园，摘下玫瑰花朵欲送给心爱的姑娘翠屏，被王母娘娘发现，压在山下受罚。王母娘娘说等到山上的玫瑰都开了，才能放走刘郎。翠屏为了让山上的玫瑰都开出花来，让心爱的

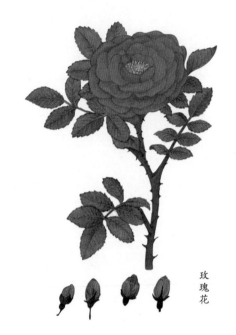

玫瑰花

刘郎回到自己身边，每天还是满天星斗的时候，她就开始挑水浇灌山岭上的玫瑰，直到月上东山才迟迟归来。山路上的石头磨烂了她的双脚，满坡的荆棘划破了她的衣衫，她那亮晶晶的汗珠，红彤彤的鲜血，滴遍了层层山岭，道道石堰。就这样浇啊浇，一直浇到第十个春天。这天翠屏姑娘又要到山上去浇水，开门一看，啊！只见满山遍野都开满了鲜艳的花朵，像一串串红玛瑙，像一团团火。玫瑰花开了！此时，随着一声雷响，压在山下的刘郎终于被释放回来。从此，玫瑰每年春天都会开出鲜艳的花朵。

【典籍记载】

《本草正义》：玫瑰花香气最浓，清而不浊，和而不猛，柔肝醒胃，流气活血，宣通窒滞而绝无辛温刚燥之弊，断推气分药之中，最有捷效而最为驯良者，芳香诸品，殆无其匹。

【营养价值】

玫瑰花为蔷薇科植物玫瑰的干燥花蕾，性甘、微苦，温；归肝、脾经；具有行气解郁、和血止痛、活血散淤的作用；多用于肝胃气痛、食少呕恶、月经不调、跌扑伤痛等。玫瑰花富含多种生物活性成分，主要包括挥发油、鞣质、氨基酸、黄酮类、原花青素等，具有抗氧化、降血脂、抗炎、抗菌、免疫调节等作用[1][2][3]。

参考文献：

[1] 马猛华、崔波、于海峰等：《玫瑰花的研究进展》，《山东轻工业学院学报》，2008年第22卷第4期，第38-42页。

[2] 仲婕：《玫瑰花的新药用价值》，《中国医药科学》，2011年第16期，第9-11页。

[3] 孟爱君：《玫瑰花的药理作用》，《社区医学杂志》，2009年第2期，第71-72页。

魔芋

以灰汁煮即成冻，以苦酒淹食，蜀人珍之。

——晋·左思 《蜀都赋》

【轶事珍闻】

在中国西南一带，魔芋是街头巷尾的寻常吃食，在闹饥荒的时候，这价廉物美的灰色块状食物曾救了不少人的性命。著名作家汪曾祺先生曾在《新校舍》中写西南联大的伙食情况："八个人一桌，四个菜，装在酱色的粗陶碗里。菜多盐而少油。常吃的菜是煮芸豆，还有一种叫作魔芋豆腐的灰色的凉粉似的东西。"

中国栽培和食用魔芋的历史相当悠久，使洛阳纸贵的著名文学作品《蜀都赋》中就对魔芋的制作工艺有所描述，而据《本草纲目》中记载，2000 多年前魔芋就开始用来治病了。

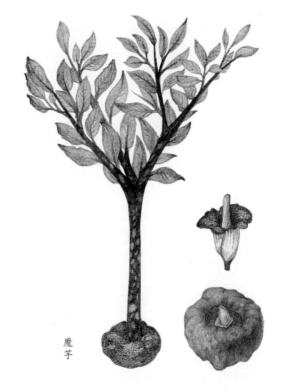

魔芋

魔芋有毒，中毒后会舌喉灼热、痒痛、肿大，食用魔芋必须先"制"，制魔芋的传说与炎帝夫人麻婆娘娘有关。炎帝神农氏，为黎民百姓遍尝百草，寻找可供果腹的食物，他的夫人麻婆则精通厨艺，能将各种食材炮制为可口的美食。相传，炎帝和麻婆乘白鹤巡视，却见老虎垭上横七竖八倒了不少人，一问才知这些人因饥不择食，吃了魔鬼撒下的"花麻蛇"黑果果。麻婆见这些可怜的百姓口吐白沫，浑身抽搐，不禁忧心如焚，当即在老虎垭上，砍来栗木柴，垒起七星灶，对着西天焚水煮西天魔鬼，烧了七七四十九天，终于把魔鬼烧成灶灰，再用灶灰泡成的碱水，来煮魔芋，这下麻素没了，舌头也不麻了，吃起来还美味可口。麻婆无私地把这种用碱水磨魔芋、煮魔芋的秘方奉献给世人，让人们的餐桌上又多了一道绿色食品。大家为了纪念她，尊称她为"厨师娘娘"，并修建了伙夫寺进行祭祀，有诗为证："伙夫一手好茶饭，驱魔济世天下安。"后来，四川峨眉山的道士又将魔芋的制法发扬光大，据称，他们在仙人的指导下用魔芋块茎淀粉生产出了雪魔芋豆腐，色棕黄，其形酷似多孔海绵，味道鲜美，饶有风味，为峨眉山一珍品。

魔芋从中国传到日本，深受日本人所喜爱，直到现在也是日本民间最受欢迎的食品，魔芋也被联合国卫生组织确定为十大保健食品之一。

【典籍记载】

《本草纲目》：辛，寒，有毒。痈肿风毒，摩傅肿上。捣碎，以灰汁煮成饼，五味调食，主消渴。

《滇南地区药用植物》：性寒，味辛。有毒。消肿散结，解毒止痛。

《岭南本草集锦》：性寒，味辛，有毒。消肿散结，解毒止痛；外用治疗疮痈肿毒等。

《贵州民族常用天然药物》：解毒散结，行瘀止痛，化痰消极。

【营养价值】

魔芋为天南星科魔芋属植物的泛称，又名鬼芋、鬼头、花莲杆、蛇六谷等。魔芋具有较高的医学价值，中医认为，魔芋有毒、味辛、性寒，有降血压、降血糖、降血脂、解毒、消肿、行淤、化痰、散积等多种功能，能治高血压、高血糖、高血脂、疟疾、闭经、疔疮、丹毒、烫伤、乳痈、疝气、痈疖肿毒、毒蛇咬伤等病症。

现代研究证实，魔芋含淀粉、蛋白质，以及多种维生素和钾、磷、硒等矿物质元素。魔芋的营养成分中最重要的是魔芋多糖，即葡萄甘露聚糖（KGM），它在魔芋块茎中的含量达45%以上，具有低热量、低脂肪和高纤维素的特点。葡萄甘露聚糖具有强大的膨胀力，不仅可以填充胃肠，消除饥饿感，还因所含热量微乎其微，能够控制体重、减肥健美。魔芋中含有一些化学物质，能降低血清胆固醇和甘油三酯，可有效减轻高血压和心血管疾病。作为"防癌魔衣"，魔芋凝胶能附着在人体肠壁上形成半透明膜衣，阻碍各种有害物质，特别是致癌物质的吸收。作为"去肠砂"、"胃肠清道夫"，魔芋能使小肠酶分泌增加，加快清除肠壁上沉积物，使其尽快排出体外。此外，魔芋含有对人体有利的果胶、生物碱、多种氨基酸和微量元素，对于现代富贵病也具有明显的疗效。魔芋还是独特的食品添加剂，如将少量魔芋粉添加在食品中，既能增加营养，又能改善食品品质。

魔芋属碱性食物，配以肉类，可实现酸碱平衡。近年来，魔芋已经不仅是果腹的食物，更是能与多种食材配合的美味。魔芋是日本民间最受欢迎的风雅食品之一，日本厚生省还明确规定中小学生配餐中必须有魔芋食品。

【答疑解惑】

魔芋如何实现减肥作用？

魔芋的可溶性膳食纤维魔芋多糖，在肠胃中会吸收自身约200倍的水变得膨胀起来，从而增加饱腹感；还会在肠胃中变为胶质状态，阻止脂肪的吸收。且魔芋含有丰富的纤维素和微量元素，还含有多种氨基酸，并且脂肪和热量都很低，是不可多得的营养减肥食品。

纳豆

纳豆顿顿有，活到九十九。
　　　　——民谚

【轶事珍闻】

1980 年的一天，在美国芝加哥罗宾斯研究所里，一位思乡的日本心脑血管专家将从日本带来的纳豆作为午餐，他在准备午餐的过程中仍念念不忘自己正在完成的溶解血栓药物研究工作，突然福至心灵地想起来，纳豆不是纤维蛋白发酵的吗？而血栓最顽固的部分就是纤维蛋白。于是，下午两点半，他把纳豆中提取的物质加入到人工血栓中，希望观察一下纳豆是否会对血栓产生溶解作用。这本是一次不经意的实验，原本准备第二天看结果的，但五点半时，一次偶然的察看，奇迹发生了，血栓居然溶解了 2 厘米！要知道，平常用尿激酶做溶血栓的实验溶解 2 厘米需要近两天的时间，这也就意味着纳豆

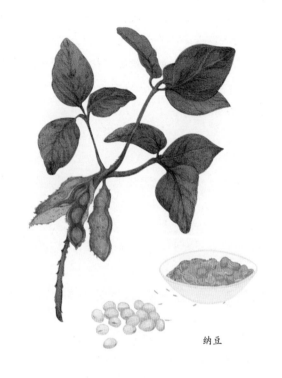

纳豆

发酵物溶解血栓的速度是尿激酶的十倍之多。在比较了 230 多种食品后，专家发现仅纳豆菌食品含有高浓度的血栓溶解成分。这个惊人的发现震惊了世界，成为溶血栓药物研究史上有名的"下午两点半"实验。从此，纳豆这种强力溶栓物被命名为纳豆激酶。

尽管纳豆激酶的发现较晚，但纳豆这种长寿食品的历史已是源远流长。它源于中国，初始于中国的豆豉，是大豆经纳豆菌发酵而成，古书记载，纳豆自中国秦汉以来开始制作。唐代高僧鉴真东渡日本时，带去了豆豉和豆豉制作技术，最初在纳所（寺庙中的厨房）制作，故称为纳豆。有书记载，纳豆最初是日本皇室、僧侣、贵族的营养美容品，明治维新以后才流入民间。作为日本的"国宝"，纳豆是日本国民膳食结构的重要成分，被认为是日本人长寿的"秘方"，每年的 7 月 10 日为"纳豆节"。它制作简单，风味独特，

价格低廉,深受日本人民的喜爱。90%以上的日本家庭都能自制纳豆,韩国、美国用"纳豆食疗法"来预防心脑血管病也有30年的历史。在第二次世界大战中,由于日本军队到处侵略,营养品和药品匮乏,纳豆被定为军需品,专为军队补充营养和防治疟疾等传染病所用,当时有"军舰纳豆"之称。目前,全世界尤其是整个东南亚的人们高度认可纳豆的作用,食用者众多,纳豆制成的保健产品、生物制剂被人们广泛接受。

【典籍记载】

《纳豆与心脑血管疾病——纳豆大健康的奥秘》:纳豆,一种很少被人关注的食品,对心脑血管疾病竟然有着非凡的疗效,我们不得不感叹自然的神奇,人类研究了几千年都进展不大的事情,却被小小的纳豆轻易地解决。

【营养价值】

纳豆是传统保健食品,富含氨基酸、有机酸、寡聚糖等多种易被人体吸收的营养成分,同时还含有多种生理活性物质,如纳豆激酶、超氧化物歧化酶、异黄酮、皂苷素、生育酚、维生素等。纳豆的蛋白质、纤维、钙、铁、维生素B_2、维生素E的含量均高于煮熟的大豆,纤维、钙、铁等成分的含量超过鸡蛋。

纳豆在发酵过程中由纳豆枯草杆菌产生一种丝氨酸蛋白酶——纳豆激酶,具有溶解血栓、降低血黏度、改善血液循环、软化和增加血管弹性等作用。纳豆激酶在直接溶解已形成血栓的同时,还能激活并增强人体自身的溶栓能力,从而起到持久平稳的溶栓作用。而且,纳豆激酶只溶解血栓的主体物质纤维蛋白、不水解血浆纤维蛋白原,所以不会引发出血的危险,这一点是临床溶栓药剂普遍缺失的。此外,纳豆激酶还具有明显的降血压和抑制血小板凝集作用,有助于预防高血压和动脉硬化,在预防、治疗心脑血管栓塞症及栓塞性老年痴呆症等方面起到积极作用。

【科学实验】

降血压

日本帝国大学林右市等对纳豆预防高血压的效果进行实验,研究表明,成品纳豆中含有降血压作用的血管紧张肽转化酶抑制剂,这种物质存在于纳豆中,但纳豆表面的黏稠物质中其含量更高[1][2]。

防治癌症

1967年,日本金泽大学药学院的龟田报告了纳豆抗癌动物实验的结果,证实纳豆菌能抑制癌细胞生长。1995年,Takahashi等通过体外细胞培养实验,揭示了纳豆中含有的抗癌活性物质是一种含 30~32 个碳的直链饱和烃，其中，三十一碳烃含量最多，活性也最高。目前研究证实，纳豆中含有的 5，7，4'－三羟异黄酮，是纳豆中起抗癌作用的主要物质，其含量是豆腐和豆奶的 5 倍。此外，纳豆中还含有胰蛋白酶抑制剂，其抗癌功效已在动物实验中得到证实 [3]-[7]。

预防骨质疏松

1995 年，日本东京大学医学部曾对 6000 例 60 岁以上的骨质疏松患者进行了调查研究，结果表明，服用维生素 K_2 不仅可以减缓腰痛，而且骨骼的重量也增加了。易患骨折人的血液中的维生素 K_2 的浓度仅是健康人的 50% 左右，100 克纳豆中约含 1000 毫克维生素 K_2，常吃纳豆可以预防和治疗骨质疏松症，每天食用 10 克纳豆就可为机体提供足够的维生素 K_2[8]。

【答疑解惑】

吃含有纳豆激酶的产品和直接吃纳豆相比，有什么好处？

纳豆是大豆经过纳豆菌发酵后的风味食品，吃纳豆有一定的溶解微血栓效果，但需要很长的时间，而且纳豆的发酵粘丝和独有的气味并不是所有人都能接受。另外，一般市售的鲜纳豆或纳豆粉中含有嘌呤，嘌呤会引发痛风并加重痛风患者的病情。更重要的是，要想达到溶解血栓的保健效果，每天纳豆激酶的摄入量应该大于 1000FU，这需要每天吃较多的纳豆，难以长期坚持。

而纳豆激酶提取物制成的产品，没有纳豆难以接受的味道，激酶含量较高，而且去除了嘌呤和维生素 K_2，服用抗凝剂或痛风者也可安心食用。服用方便且定量摄取，可轻松预防血栓。

参考文献：

[1]Okamata A. Antihypertensive Substances in Viscous Material of Fermented Soybean, Natto[J]. Plant Foods Hum Nutr, 1995, 47(1): 39-47.

[2]Okamata A. Antihypertensive Substances in Viscous Material of Fermented Soybean, Natto[J]. Food Hydrocolloids, 1993: 497-502.

[3]须见洋行：《纳豆的机能性》，《日本酿造协会志》，1990 年第 8 期，第 518-524 页。

[4]Fukutake M.Takahashi M.Ishida K. et al. Quantification of Genistein and Genistin in Soybeans and Soybean Products [J]. Food Chem, 1996, (34):457-461.

[5]Takahashi C.Kikuchi N.Katou N. et al. Possible Antitumor-promoting Activity of Components in Japanese Soybean Fermented Food, Natto:Effect on gap Junctional intercellular Communication[J]. Carcinogenesis, 1995, 16(3): 471-477.

[6]Charles K. Rosenberg C. N. Natto, the Newest Soy[J]. Nutr Sci, 2000, 4.

[7]American Cancer Society. Graphical Data, Cancer around the World, 1992—1995[J]. In Cancer Factsand Figures, 1998,12(3):398—407.

[8]Hosoi T. Recent Progress in Treatment of Osteoporosis[J]. Jap Jof Geriatrics, 1996,33(4):240—244.

南瓜

面对钢刀泣鬼雄，肝肠满腹任掏空。
仁留百姓消愁暑，肉化金汤美妇容。
——佚名 《七绝·南瓜》

【轶事珍闻】

南瓜既当菜又代粮，在农村很有人缘。民间流传"南瓜补血"，在湖南邵阳地区一个苗族村，村民们世世代代都有常年吃南瓜的饮食习惯。卫生部门在调查时发现，这个村居民患贫血病极少。原来南瓜不仅含有丰富的糖类、淀粉、脂肪和蛋白质，更重要的是，含有人体造血必需的微量元素铁和锌。其中，铁是构成血液中红细胞的重要成分之一，锌直接影响成熟红细胞的功能。

【典籍记载】

《滇南本草》：味甘平，性微寒。入脾胃二经。横行络分，利小便。

《本草纲目》：甘，温，无毒。补中益气。

《本草求真》：助湿，胀脾，滞气。

【营养价值】

南瓜是葫芦科南瓜属植物，又名麦瓜、番瓜、倭瓜、金冬瓜。中医认为，南瓜性温，味甘无毒，入脾、胃二经，能润肺益气、化痰排脓、驱虫解毒、治咳止喘、疗肺痈便秘，并有利尿、美容等作用。

南瓜含有丰富的胡萝卜素和维生素C，可以健脾、预防胃炎、防治夜盲症、护肝，使皮肤变得细嫩，并有中和致癌物质的作用。南瓜还富含维生素D，有促进钙、磷两种矿物元素吸收的作用，进而起到壮骨强筋之功，对于儿童佝偻病、青少年近视、中老年骨质疏松症等常见病有一定的预防之效。南瓜中富含的锌，参与人

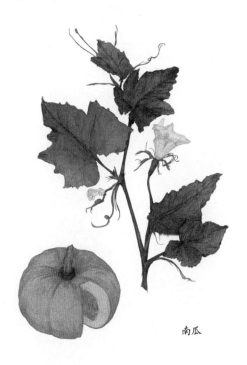

南瓜

体内核酸、蛋白质的合成，是肾上腺皮质激素固有成分，是人体生长发育的重要物质。南瓜高钙、高钾、低钠，特别适合中老年人和高血压患者，有利于预防骨质疏松和高血压。南瓜多糖是一种非特异性免疫增强剂，能提高机体免疫功能，促进细胞因子生成，通过活化补体等途径对免疫系统发挥多方面的调节功能。南瓜中的含钴量在各类蔬菜中居首位。钴能活跃人体的新陈代谢，促进造血功能，并参与人体内维生素 B_{12} 的合成，是人体胰岛细胞所必需的微量元素，对防治糖尿病、降低血糖有特殊的疗效。南瓜能消除致癌物质亚硝胺的突变作用，有防癌功效，并能帮助肝、肾功能的恢复，增强肝、肾细胞的再生能力。南瓜中的果胶可以保护胃肠道黏膜，促进溃疡愈合，所含成分能促进胆汁分泌，加强胃肠蠕动，帮助食物消化，非常适宜胃病患者食用。孕妇食用南瓜花果，不仅能促进胎儿的脑细胞发育，增强其活力，还可防治妊娠水肿、高血压等孕期并发症，促进血凝及预防产后出血。

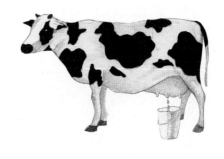

牛奶

乞浆满瓯牛乳粥，纵酒下箸驼蹄羹。
——宋·苏籀《游鼓山一首》

【轶事珍闻】

提到牛奶的奇特效用，不得不提慈禧。1904年入宫为慈禧画像的美国女画家卡尔在其著作《慈禧写照记》中说道，慈禧年近七旬但"猜度其年龄，至多不过四十岁"。慈禧太后身边的女官德龄在其著作《御香缥缈录》中也记载，慈禧到老年时肌肤仍然白嫩光滑，如同少女一般细腻光润。事实上，慈禧虽一生爱美至极，但其本身的肤质并不好，脸上容易起痤疮，她的"后天之美"全得益于勤加保养，而牛奶可算得上是慈禧最钟爱的保养品了。她数十年一直坚持每日喝牛奶，或是佐以珍珠、蛋清来外敷，使得年近七十的她仍然拥有姣好容颜。

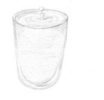

牛奶

古人另外还有用牛奶沐浴护肤的习惯，著名的埃及艳后克娄巴特拉就爱以牛奶洗浴，并创造出了流传2000年之久的奶浴经验。传说中杨贵妃也以牛奶沐浴来保持肌肤的白嫩。

据记载，中国人喝牛奶最早可追溯到唐高宗时期，只不过并未普及，唐代人喝牛奶还仅限于宫廷贵胄之家。牛奶真正成为大众饮品，应始于南宋孝宗时期。孝宗年间，无论是牛奶还是奶制品，早已失去了原先"特供"奢侈品的标签，老百姓人人都可食用，且每餐必备。南宋人还颇讲究饮用时的视觉欣赏和情调追求，习惯把牛奶跟樱桃搭配在一起食用，南宋无名氏诗曰："更将乳酪伴樱桃。要共那人一递、一匙抄。"浪漫至极。

【典籍记载】

《名医别录》：微寒。补羸弱，止渴，下气。

《本草纲目》：甘，微寒，无毒。治反胃热哕，补益劳损，润大肠，治气痢，除疸黄，老人煮粥甚宜。

【营养价值】

牛奶中含有丰富的蛋白质、乳糖、多种氨基酸、矿物质、微量元素和少量的卵磷脂、胆固醇等。牛奶中的蛋白质是全蛋白，包含了人体所需的全部必需氨基酸。

牛奶中活性钙的含量居众多食物之首。1L新鲜牛奶所含活性钙约是大米的100倍、瘦牛肉的75倍、瘦猪肉的110倍。它不但钙含量高，而且牛奶中的乳糖能促进人体肠壁对钙的吸收，能很好地调节体内钙的代谢，维持血清钙浓度，增进骨骼的钙化。所以说，牛奶是人类最好的钙源之一。此外，牛奶中含有的乳糖可促进人体对钙和铁的吸收，增强肠胃蠕动；磷对促进大脑发育至关重要；镁能缓解心脏和神经系统疲劳，可镇静安神；维生素 B_2 有助于视力的提高；β-酪蛋白有较强的抗变异原机制，可增强免疫系统功能。

牛奶不仅具有补肺养胃、生津润肠的功效，对糖尿病久病、口渴便秘、体虚、气血不足、脾胃不和者非常有益；还能镇静安神、促进睡眠安稳、强健骨骼、增强免疫力。基于酵素的作用，牛奶还有消炎、消肿及缓和皮肤紧张的功效，因此，经常饮用可使皮肤白皙、润泽、光滑，增加弹性。儿童常喝牛奶有助于身体的发育；老人喝牛奶可补足钙质需求量，减少骨骼萎缩，降低骨质疏松症的发生概率，增加身体柔韧度。而且，对于中老年人来说，牛奶还有一大好处，因为牛奶中胆固醇的含量较低，其中某些成分还能抑制肝脏制造胆固醇的数量，使得牛奶还有降低胆固醇的作用。

奶粉是鲜奶经过浓缩、喷雾、干燥后制成的微细粉粒。经过深加工的奶粉，添加了许多牛奶本身没有的有益成分，不同人群可以针对自身营养需求进行选择。例如，婴幼儿配方奶粉，会根据婴儿成长的不同阶段，添加相应的营养物质，以更好地满足婴儿的成长需求。当其冲调稀释成液体奶时，其营养成分与鲜奶相近。松花粉富含多种维生素、生物活性物质及膳食纤维，奶粉与松花粉搭配，能够增强免疫力。

【答疑解惑】

年轻人需要补钙吗？

年轻人也需要补钙。人除了从食物中摄取水、蛋白质、脂肪、糖和维生素外，还需要多种矿物质。其中，需求量最大的矿物质是钙，大约占体重的2%，其中，大约99%的钙都用于组成骨骼，同时钙在神经传导、肌肉收缩、血液凝固等过程中也起着重要作用。

骨是活组织，需要不断更新以保持其强度。骨的新陈代谢过程是依靠两种细胞来完成的：破骨细胞和造骨细胞。前者能破坏骨质，后者能生成新的骨质，这种过程时时刻刻都在进行。在人的一生中，骨量随着年龄的增长而不断变化。青春期是骨质增长最快的时期，骨量在25~30岁达到骨峰值；中年时期，造骨细胞与破骨细胞的作用强度大抵相同，骨量基本保持恒定，并一直持续到40岁左右；不论男女，一般40岁左右破骨细胞的作用相对活跃，开始出现生理性骨量减少，骨质每年将以恒定速度减少，这种趋势将持续终身。由于女性在绝经期体内雌激素水平的快速下降，导致女性往往比男性骨量减少得更多。所以，不论青少年，还是中老年，人一生的各个时期，都需要摄取足够量的钙质。

骨质增生患者可以食用奶粉吗？

骨质增生又叫骨刺或骨赘，是一种正常的生理现象。随着年龄的增长，关节的软骨逐渐退化，细胞的弹性减小，骨关节在不知不觉中被磨损，尤其是活动量较大的颈、腰、膝、足跟等关节部位，损伤的关节软骨没有血管供给营养，很难修复，这时关节软骨周围的血液循环比较旺盛，就会出现代偿性软骨增长，即骨质增生的前身。时间久了增生的软骨又被钙化，这就是骨质增生。

骨质增生患者常伴有骨质疏松，这与人到老年体内激素水平的变化有关，使得表面看似乎很矛盾的骨质疏松和骨质增生往往在一个人身上并存。所以，患了骨质疏松要补钙，患了骨质增生也要补钙。通过补钙，增加钙质的吸收，刺激血钙自稳定系统，降低血清钙含量，增加骨钙含量，最终达到既防治骨质增生，又防治骨质疏松的目的。奶粉中含有易被人体吸收的钙质，营养也非常丰富，适合骨质增生者食用。

为什么有些人食用牛奶或奶粉会有腹泻、腹胀现象？

有个别消费者食用牛奶或奶粉后，会出现腹泻、腹胀等现象，这些都是乳糖不耐症的表现。牛奶中的乳糖在人体内需经乳糖酶分解成葡萄糖和半乳糖，才能被吸收，有的人体内乳糖酶少，因此，对乳糖不能分解吸收，乳糖进入肠道后端后，被肠道的细菌发酵而产酸、产气，引起腹泻、腹胀。乳糖不耐受的人食用牛奶或奶粉时可以吃些面包、馒头等碳水化合物，或者分几次食用，缓解乳糖不耐受现象。

蒲公英

献身喜作医人药，无意芳名遍万家。
——佚名

【轶事珍闻】

"小学篱笆旁的蒲公英，是记忆里有味道的风景"，这首《蒲公英的约定》是周杰伦为影片《不能说的秘密》写的插曲，顶着白色小伞的蒲公英在空中飘舞总能让人寄托希望和期待。这种常见的地被植物在中国随处可见，它不仅可鲜食，更具有丰富的药用价值。

古人对蒲公英的疗效早有所知，清代《本草新编》中曾有这样的记载："蒲公英，至贱而有大功，惜世人不知用之。"蒲公英的故事流传很久，名字来历与一个姑娘有关。相传在很久以前，有个16岁的姑娘患了乳痈，乳房又红又肿，疼痛难忍。但她羞于开口，只好强忍着。这事被她母亲知

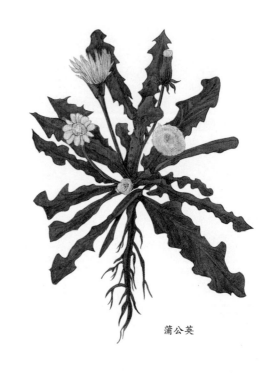

蒲公英

道了，以为女儿做了什么见不得人的事。姑娘又羞又气没脸见人，便在夜晚偷偷投河自尽。当时河边有一艘渔船，上有一个蒲姓老人和女儿小英，他们救起了姑娘。第二天，小英按照父亲的指点，从山上挖了一种顶端长着一个松散白绒球的小草，洗净后捣烂成泥，敷在姑娘的乳痈上，几天就好了。以后，姑娘将这草带回家园栽种给乡亲治病，为了纪念渔家父女，便叫这种野草为蒲公英。

著名中医药学家叶橘泉教授曾遇到一位以鲜蒲公英治愈的肝病患者，对其治疗经过感受颇深。患者为中年妇女，病由黄疸转为黑疸，面目青褐，胸满腹胀，顽固性便秘，家中贫困不堪，难以为继。很多人认为，黄疸转为黑疸，已属不治之症。叶老给予免费治疗，送服几剂中药后，病情略有好转，后嘱咐病人家属挖取蒲公英煎汤服用。服用一个多月后，病人未花分文，竟将一年零七个月的慢性肝胆病治好了。叶老感叹道："过

去我也常用蒲公英，而这次单独用其鲜草，未料竟有如此的威力。"

【典籍记载】

《本草纲目》：甘，平，无毒。掺牙，乌须发，壮筋骨。

《本草汇》：散滞气而消结肿，化热毒而疗恶疮。掺牙乌须，乃为妙剂，乳痈水肿，更为奇药。

《本草求真》：消胃热，凉肝血，疗乳痈、乳岩。

【营养价值】

蒲公英又名婆婆丁、黄花地丁、灯笼花等，属菊科多年生草本植物，头状花序，种子上有白色冠毛结成的绒球，花开后随风飘到新的地方孕育新生命。蒲公英营养价值丰富，可生吃、炒食、做汤，是药食兼用的植物。它性寒、味甘、微苦，有清热解毒、消肿散结、利尿通淋及催乳作用，对治疗乳腺炎十分有效，无论煎汁口服，还是捣泥外敷，皆有效果。蒲公英叶还有改善湿疹、舒缓皮肤炎的功效，根则具有消炎作用，花朵煎成药汁可以去除雀斑。运用蒲公英的清热解毒、槐花的清气凉血、苦杏仁的利气化湿、淡竹叶的利湿导热下行、魔芋的行淤散结等特性，有清热化湿、解毒散结的功用，能够调节湿热质人群的健康状态。

蒲公英含有蒲公英甾醇、蒲公英内酯、黄酮类、酚酸类、菊糖等多种营养成分，有利尿、缓泻、退黄疸、利胆、抗菌、消炎、利胆、抗内毒素、健胃、通乳、抗肿瘤和免疫调节作用，临床上用于治疗上呼吸道感染、慢性咽喉炎、急慢性胃炎、乳腺炎、肝炎、胆囊炎和尿路感染等疾病。现代药理研究表明，蒲公英有抗菌作用，对金黄色葡萄球菌、伤寒杆菌、绿脓杆菌、多种真菌等有抑制作用。

葡萄

葡萄美酒夜光杯，欲饮琵琶马上催。
——唐·王翰　《凉州词》

【轶事珍闻】

葡萄皮薄而多汁，酸甜味美，营养丰富，有"水晶明珠"的美称。据记载，欧洲葡萄起源于地中海、黑海和里海沿岸，中国栽培葡萄已有 2000 多年的历史，相传为汉朝张骞引入。

从葡萄到葡萄酒，还有一个很奇特的故事：从前有一位波斯国王很爱吃葡萄，为了不让别人偷享他的最爱，就把葡萄藏在罐子里，外面还写上"毒药"两个字。有一位妃子因为失宠不想活了，就偷偷地把一罐"毒药"打开，发现里面是一些冒泡的液体，果然很像毒药。于是她喝了几口，结果不但没死，

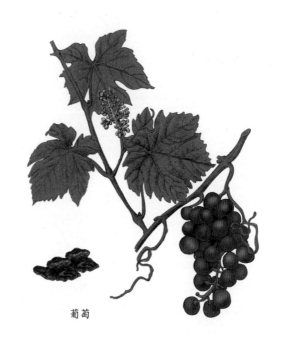

葡萄

反而有一种很陶醉的感觉。她把这个伟大的发现呈报给国王，从而再度获得宠爱，从此，两人过上了有葡萄美酒相伴的恩爱生活。

大约到东汉或三国时，中国就能自造葡萄酒了。唐代人爱喝葡萄酒，竟达到了"将进酒，杯莫停，会须一饮三百杯"的地步，而且酒具也十分讲究和排场，连边疆守将都可以得到"葡萄美酒夜光杯"的享受。据说，唐高祖李渊、唐太宗李世民都十分钟爱葡萄酒，唐太宗还喜欢自己动手酿制葡萄酒。李世民还在他的御花园种植了马乳葡萄，用这些葡萄酿造出的葡萄酒芳香酷烈，十分甘美。

【典籍记载】

《神农本草经》：味甘，平。主筋骨湿痹，益气倍力，强志，令人肥健，耐饥；忍风寒。久食轻身不老延年。

《名医别录》：无毒。逐水利小便。

《食疗本草》：平。右益藏气，强志，疗肠间宿水，调中。

《本草纲目》：甘，平，涩，无毒。

【营养价值】

葡萄别名蒲桃、草龙珠，它不仅美味可口，而且营养价值很高。中医认为，葡萄性平、味甘酸、无毒，可以补气血、舒筋络、利小便。主治气血虚弱、肺虚咳嗽、心悸盗汗、烦渴、风湿痹痛、淋病、水肿、痘疹不透。

成熟的葡萄中含糖量高达 10%~30%，以葡萄糖为主，可被人体直接吸收。葡萄还含有矿物质钙、钾、磷、铁以及多种维生素、人体必需氨基酸。现代医学证明，葡萄中具有抗恶性贫血作用的维生素 B_{12}，常饮红葡萄酒，有益于治疗恶性贫血。葡萄还可以抗毒杀菌、利尿消肿、安胎，可治疗妊娠恶阻、呕吐、浮肿等病症。另外，葡萄中的葡萄糖、有机酸、氨基酸、维生素的含量都很丰富，可补益和兴奋大脑神经，对治疗神经衰弱有一定效果。

从葡萄籽中提取出来的多酚物质混合物具有多种营养作用，它的主要成分为高效抗氧化剂原花青素（OPC）以及具有显著抗癌作用的白藜芦醇等。另外，葡萄籽提取物中还含有维生素 A、维生素 D、维生素 E 和矿物质钾、钙、镁等，以及亚油酸和多种氨基酸，具有极佳的保健功能。

OPC 是目前国际上公认的清除人体自由基最有效的天然抗氧化剂之一。OPC 在人体内的活性很强，可以快速被人体吸收，这是其他抗氧化剂无法比拟的。大量科学研究表明，OPC 具有减轻过氧化物对人体的损害、保护大脑、保护眼睛、减轻过敏反应、美容养颜等保健功效。因为 OPC 对皮肤胶原蛋白和弹性纤维有着特殊的亲和力，可以保护它们不受伤害，减少或延缓皮肤皱纹的出现，长期使用，使皮肤光滑、富有弹性。

葡萄中的白藜芦醇是一种天然抗氧化剂，有保护心血管系统的功效，它能比阿司匹林更好地阻止血栓形成，并能降低人体血清胆固醇水平、降低血小板的凝聚力，对预防心脏血管病症有一定的作用。

【科学实验】

抗氧化作用

葡萄籽提取物含有原花青素等抗氧化物质。原花青素是一种良好的氧游离基清除剂和脂质过氧化抑制剂，可有效清除超氧阴离子自由基和羟基自由基，也参与磷脂、花生四烯酸的新陈代谢和蛋白质磷酸化，保护脂质不发生过氧化损伤，多项研究证实，其具有抗氧化作用[1]。

山东大学公共卫生学院营养与食品卫生研究所也在实验中发现，葡萄籽提取物能升高小鼠血中的 SOD 和 GSH-Px 活性，具有明显的抗脂质过氧化作用；能明显拮抗因氧化损伤造成的肝组织中 GSH-Px 和 SOD 活性下降及 DA 升高。表明葡萄籽提取物具有较好的抗氧化功能 [2]。

【答疑解惑】

光吃葡萄或者葡萄籽能补充足够的原花青素吗?

人体自身无法产生原花青素，需要外源补充。原花青素多集中在植物的皮、壳、籽、叶、杆等部位，尤其是葡萄籽，含量更加丰富，但自然界中的皮、壳、籽、叶、杆未经提取加工，其中的原花青素不易被人体吸收。所以，光吃葡萄或者葡萄籽，很难补充机体需要的原花青素。

过敏体质的人适合吃含葡萄籽提取物的产品吗?

非常适合。葡萄籽提取物有较好的抗过敏功能。葡萄籽提取物的抗氧化活性可抑制炎症因子的合成和释放，抑制嗜碱细胞和肥大细胞释放过敏颗粒，从而有效改善皮肤过敏症状及过敏性哮喘症状。易过敏体质者可以选择食用。

皮肤松弛，吃含葡萄籽提取物的产品效果好吗?

皮肤老化松弛与自由基影响密切相关，要改善此状况，食用含葡萄籽提取物的产品非常有效，它有良好的皮肤保健和美容作用，是天然的"皮肤维生素"、"口服化妆品"。

皮肤属于结缔组织，其中含有的胶原蛋白和弹性蛋白对皮肤的整个结构起着重要作用。胶原蛋白的适度交联可以维持皮肤的结构完整性，而体内自由基氧化可使其过度交联，在皮肤上表现为皱纹和囊泡。葡萄籽提取物可有效清除自由基，使胶原蛋白适度交联，从而保持皮肤柔顺光滑。同时可阻断弹性蛋白酶的产生并抑制其活性，使皮肤具有弹性，改善皮肤健康状况。

参考文献:

[1] 刘礼泉、胡余明、尹进:《葡萄籽提取物对人体抗氧化作用的实验研究》，《实用预防医学》，2010 年 4 月第 17 卷第 4 期，第 757-759 页。

[2] 丰佃娟、徐贵发:《葡萄籽提取物抗氧化功能的实验研究》，《食用与药品》，2007 年第 9 卷第 11 期，第 16-18 页。

青梅

手摘青梅供按酒，何须一一具杯盘。
——宋·司马光 《看花四绝句》

【轶事珍闻】

"望梅止渴"的故事想必大家都不陌生，东汉末年，曹操带兵去攻打张绣，一路行军，非常艰苦。时值盛夏，太阳火辣辣地挂在空中，大地都快被烤焦了。曹操的军队已经走了很多天，十分疲乏，又都是荒山秃岭，没有人烟。头顶烈日的士卒们一个个被晒得头昏眼花、口干舌燥，感觉喉咙里好像着了火。每走几里路，就有人倒下中暑死去，就是身体强壮的士兵，也渐渐地快支持不住了。曹操目睹这样的情景，心里非常焦急，突然他灵机一动，脑子里蹦出个好点子。他站在山冈上，抽出令旗指向前方，大声喊道：

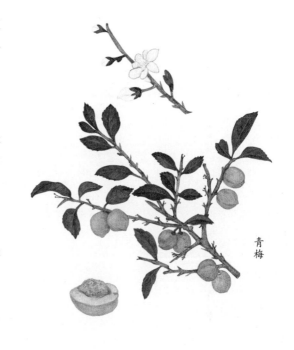

青梅

"前面不远处有一大片梅林，结满了又大又酸又甜的梅子，大家再坚持一下，走到那里就能吃梅子解渴了！"士卒们听了曹操的话，想起梅子的酸味，就好像真的吃到了梅子一样，口里顿时生出了不少口水，精神也振作起来，加紧向前赶去。就这样，曹操终于率领军队走到了有水的地方。

三国中青梅的故事不仅有"望梅止渴"，"青梅煮酒论英雄"这一段更是引人入胜。曹操豪迈，言谈间暗藏机锋，刘备谦恭，应答时随机应变。一个借机试探，一个处处设防，想来富有情趣的青梅煮酒也无暇细细品尝。幸亏青梅煮酒并非只是名士豪杰把盏论英雄的助兴之品，在平常百姓家，青梅酒是一种古老的健康养生酒，青梅更是一种具有保健功能的果实，被制成各种酸甜可口的食品，连3500年前殷商时期的《书经》中都有记载："若作和羹，尔惟盐梅。"明代也有民间传说："明太祖朱元璋建都南京后，乡间痢疾流行，因梅而解救，梅树日益增广。"

青梅虽味酸，却是一种地地道道的碱性食品，在防治痛风、高尿酸血症方面有奇效。在日本，青梅被誉为"凉果之王"、"天然绿色保健食品"。夏秋季节大多数人每餐必食几粒梅制品，青梅制品还是军人、矿工、高温作业工人的必备食品。德国的贝尔兹博士还记载了一段日本梅子饭的故事。在明治时代，贝尔兹博士当时住在坡道很多的东京，常坐人力车。人力车的车夫往往都是身材矮小的日本人，贝尔兹博士看着日本车夫吃寒酸的梅子饭（梅子饭就是在一盒米饭中放几粒梅子），体力却那么好，就很好奇。于是他每天请车夫吃牛肉，刚开始的时候车夫很高兴，可是几天之后，车夫却大喊吃不消，说："谢谢你的招待，我还是不吃牛肉好了，因为这几天总觉得拉起车来，上气不接下气，再这样下去，我可能无法再拉人力车了。"为什么呢？原来车夫吃了梅子饭之后，青梅能让车夫吃的米饭完全燃烧成能量，而光吃肉却无法消化吸收，就没有这样的作用。

【典籍记载】

《食疗本草》：食之除闷、安神。

《本草纲目》：酸，平，无毒。得木之全气，故其味最酸。

《本草求真》：开胃通胆，生津止渴。

【营养价值】

青梅性味甘平，果大皮薄、肉厚核小，质脆汁多，酸度高。它被广泛用于饮食和医疗，在众多药用古籍中都有记载。

青梅含有丰富的碳水化合物、多种无机盐和有机酸。它的有机酸含量远远高于一般水果。青梅所含的有机酸主要是柠檬酸、苹果酸、单宁酸、苦叶酸、琥珀酸、酒石酸等，尤其是柠檬酸含量在各种水果中含量最多。这些有机酸不仅能促使血液中积存的乳酸排出体外，而且还能抑制新的乳酸产生，达到清洁血液的作用，保持血液的弱碱性，肌肉会变得柔软有弹性，从而消除疲劳，恢复活力。青梅中的复合有机酸可刺激唾液腺、胃腺分泌消化液，促进消化，还可以促使肠壁收缩，刺激肠道蠕动，在促进营养吸收的同时，排出废物，改善肠胃功能。青梅营养丰富，低糖高酸，其 T 值（糖酸比）仅为 0.2，约是梨的 1/70、杏的 1/8，比柠檬的 T 值还低。其次，它具有合理的钙磷比，其 $Ca:P \approx 1:1$，是开发儿童和老年保健食品的最佳食物之一。

英国科学家研究发现，人体大脑体液的酸碱性与智商有关。在体液酸碱性允许的范围内，酸性偏高时（即 pH 值偏低），智商低；碱性偏高时（即 pH 值偏高），智商高。由于体液的酸碱性是可以通过饮食来调节的，进而科学家提出了改善饮食结构，多吃碱性食品提高智力水平的设想。青梅中碱性物质含量大大超过了酸性物质，因此，被誉为典型的强生理碱性食品，能中和酸性食物（粮谷类、蛋黄、肉、鱼、酒、糖等），使血液呈微碱性，pH 值保持在 7.3~7.4。

【科学实验】

抗氧化

　　Jo 等在测定青梅果甲醇提取物在鸡脯肉休系中的抗氧化特性实验中发现，当青梅提取物（PM）加入到鸡脯肉中 3 天后，硫代巴比妥酸反应物降低了 45%，且对肉的颜色没有影响，Jo 等推测 PM 的抗氧化活性可能是其中所含的黄酮类化合物等多种成分协同作用的结果，并建议将青梅作为天然抗氧化剂的来源进行开发。韩明等对青梅果实中多酚含量与总抗氧化能力之间的相关性分析表明，两者存在极显著的线性相关，相关系数达到 0.9465（p < 0.01），表明青梅多酚类物质可能是其抗氧化作用的主要物质基础 [1]。

抗疲劳

　　Ina 等研究了青梅果实中节基 ß-D- 葡糖苷和绿原酸缓解乙醚应激引起的实验性更年期模型大鼠的紧张状态，测定了大鼠血浆中促肾上腺皮质激素和儿茶酚胺（包括肾上腺素、去甲肾上腺素和多巴胺）水平，结果表明节基 ß-D- 葡糖苷能够减轻儿茶酚胺水平的降低，并使多巴胺水平升高。此外，绿原酸能够显著降低促肾上腺皮质激素水平的升高，且在所有受试物中效果是最好的。Kim 等研究证实大鼠膳食中青梅提取物含量超过 0.15% 时，具有显著的抗疲劳作用，表现在骨骼肌氧化能力增强，诱导肌肉优先利用脂肪，而不是氨基酸或碳水化合物 [2]。

【答疑解惑】

青梅对痛风有什么样的作用？

　　痛风是一种因嘌呤代谢障碍使尿酸累积而引起的疾病，属于关节炎的一种，又称代谢性关节炎。痛风的最根本原因是体内尿酸代谢紊乱，一旦已经出现血尿酸升高，简单地控制饮食无法达到预防痛风发生的良好效果。需要服用碱性食物平衡酸碱，缓解预防痛风发生。青梅中的有机酸能够调整嘌呤代谢的内环境，抑制尿酸形成，同时复合有机酸通过调节体内碱性内环境，促进尿酸及时排出，降低血尿酸浓度；对于已经出现痛风发作的情况，还可以促进体内沉积的尿酸盐溶解，减少体内沉积，从而缓解痛风。

参考文献：

[1][2] 夏道宗：《青梅有效部位防治高尿酸血症和痛风的作用及机制研究》，浙江大学博士学位论文，2010 年，第 26-28 页。

人参

深山有奇草，绿叶发华滋。
补虚健魄者，功擅数人参。
——佚名

【轶事珍闻】

人参的故事历来都很神奇，在传奇小说、电视电影中，很多医药无策的垂死之人，只需一支千年人参就能立刻续命返生。尽管这有艺术夸张的成分，但人参的重要效果早已得到医学的证实，古时许多达官贵人都将其作为送礼的佳品，而富贵人家拥有几支年头久远的人参更是身份和地位的象征。

人参之名可谓名副其实——由于根部肥大，有点像纺锤，常常有分叉，全貌很像人的头和四肢，故而称为人参。据说杨贵妃的饮食结构中总是少不了人参，因为少许服用人参，有"补五脏，安精力，明目，开心益智"的功效。到了清朝，人参更是得到了无比的重视，很多皇帝、后妃都常常服用。以乾隆皇帝来说，据记载，他在13个月中，一连服用人参359次，每日约用一钱多。雍正十三年，清宫一年仅用五等人参就达230斤。慈禧太后也是喜好人参的食客，在她步入中年之后，几乎每天都服用人参，她交代总管切片按日包好，每天供其含服。宫中的点心也常用人参做原料，如八仙糕、八珍糕等就掺有人参。

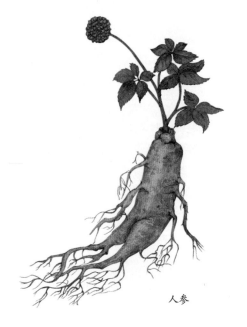

人参

作为"百草之王"，人参是闻名遐迩的"东北三宝"（人参、貂皮、鹿茸）之一，是驰名中外、老幼皆知的名贵药材。现在人参产量极为稀少，被列为国家珍稀濒危保护植物，在长白山等自然保护区已进行保护。

【典籍记载】

《神农本草经》：味甘，微寒，补五脏，安精神、定魂魄、止惊悸，除邪气，明目，开心，益智。久服轻身延年。

《本草纲目》：甘、微寒，无毒。治男妇一切虚证，发热自汗，眩运头痛，反胃吐食，痃疟，滑泻久痢，小便频数淋沥，劳倦内伤，中风中暑，痿痹，吐血嗽血下血，血淋血崩，胎前产后诸病。

《本草从新》：甘、温，微苦。大补肺中元气，泻火，除烦，生津止渴，开心益智。聪耳明目。安精神，定魂魄，止惊悸，通血脉。破坚积，消痰水。气壮而胃自开，气和而食自化。治虚劳内伤，发热自汗，虚咳喘促，心腹寒痛，伤寒，瘟疫，呕哕反胃，咳疟泻痢，淋沥，多梦纷纭，离魂异疾……

【营养价值】

人参为距今3亿~4亿年前的第三纪孑遗植物，别名人衔、棒槌、神草等，是五加科多年生草本植物。在中国，自古以来人参就被称为"中药之王"、"能治百病的草"。几千年来，中草药中人参都被列为上品。中医认为，人参具有大补元气、固脱生津、安神的作用，可治劳伤虚损、食少、倦怠、反胃吐食、虚咳喘促、自汗暴脱、惊悸、健忘、眩晕头痛、阳痿、尿频、消渴、妇女崩漏、小儿慢惊、久虚不复及一切气血津液不足的症状。

现代研究表明，人参可分离出多种人参皂苷、有机酸及酯类、维生素、甾醇及其甙类。此外，人参还含有腺苷转化酶、L－天冬氨酸酶、β－淀粉酶、蔗糖转化酶，麦芽醇、廿九烷，山柰酚、人参黄酮甙及铜、锌、铁、锰等多种微量元素。人参有调节中枢神经系统、提高脑力与体力的能力，可抵抗疲劳，促进大脑对能量物质的利用，提高学习记忆能力，增加心肌收缩力，对抗心肌缺血与心律失常，加快脂质代谢，降低高胆固醇和血糖，提高免疫功能，抑制肿瘤，抗氧化、抗衰老，调节内分泌及物质代谢，抗病毒、抗休克，减肥等多方面作用。

作为人参的主要生物活性成分，人参总皂甙是人参神奇功效的"执行者"，它可提高思维能力和劳动效率，减少疲劳，明显加速体力恢复，增加运动能力；使兴奋过程的疲惫感降低，抗疲劳；对物理性的（寒冷、过热、剧烈活动、放射线）、生物学性的（异体血清、细菌、移植肿瘤）、化学性的（毒物、麻醉药、激素、抗癌药等）种种刺激引起的应激反应进行调节，促使紊乱的机能恢复正常；刺激功能低下的生理系统，使其生理生化反应趋于正常，并阻止由于各种原因引起的恶性循环，调整衰老过程，预防早衰，以达到延年益寿目的。

【科学实验】

调节神经系统

现代药理学研究表明，人参皂苷对中枢神经系统有一定的调节作用，可加强大脑皮层的兴奋和抑制过程，调节两者的平衡，还可降低大脑兴奋过程的疲惫性，有助于学习记忆的获得、巩固和再现，具益智功效。其主要成分人参皂苷是促智的主要成分[1]。

抗疲劳

人参镇静、抗疲劳及抗高温低温实验证实人参镇静效应非常显著，对士的宁、戊四唑等中枢兴奋药引起的惊厥也有显著性不等的拮抗效应。人参的抗疲劳作用表现在延长了动物的游泳持续时间，显著降低耗氧量，在缺氧条件下能相对延长动物的生命。人参还能提高动物耐受高温、低温的能力（对低温比对高温更显著）[2]。

【答疑解惑】

夏季可以食用人参吗?

夏季是可以食用白参的。炎热的夏天，人体在高温刺激下，新陈代谢加速，能量消耗增加，睡眠减少，食欲下降，易疲劳，体质也往往受到影响。夏季食用白参可以扶正固本，提高机体的免疫功能，预防冬季慢性病的发作，起到冬病夏治的作用，也有增强体质、促进食欲、预防暑病的功效。白参性质相对平和，年老体弱者四季均可食用。身体强壮者、年轻人、高血压患者等群体，在夏季食用白参时，建议适当减少食用量。

参考文献:

[1] 王卫霞、王巍、陈可冀：《人参皂苷对动物脑神经保护作用及其机理研究进展》，《中国中西医结合杂志》，2005 年 1 月第 25 卷第 1 期，第 89-91 页。

[2] 宗瑞义、陈正、唐虽：《人参镇静、抗疲劳及抗高温低温的作用》，《生理学报》，1964 年 8 月 28 日，第 324-328 页。

肉苁蓉

宁要苁蓉一筐，不要金玉满床。
——谚语

【轶事珍闻】

肉苁蓉是濒临灭绝的物种，药用价值极高，素有"沙漠人参"的美誉。传说中，肉苁蓉是天神派神马赐给成吉思汗的神物。铁木真的结拜兄弟札木合，因嫉恨铁木真，联合泰赤乌等进攻铁木真，铁木真立即集结众部迎敌。双方大战一番后，铁木真被打得落花流水，被围困在长满梭梭林的沙山。札木合当众残忍地将俘虏用70个大锅煮杀，激怒了天神，天神于是派出了神马。神马一跃到铁木真前面后仰天长鸣，将精血射向梭梭树根，然后用蹄子刨出了像神马生殖器一样的植物根块。铁木真与部将吃了根块后神力涌现，立即冲下沙山，一举击溃了札木合部落，为统一蒙古奠定了基础。这传说中的根块就是肉苁蓉。

【典籍记载】

《神农本草经》：味甘，微温。治五劳七伤，补中，除茎中寒热痛，养五脏，强阴，益精气，多子；妇人癥瘕。久服轻身。

《名医别录》：味酸、咸，无毒。除膀胱邪气、腰痛，止痢。

《本草纲目》：此物补而不峻，故有从容之号。甘，微温，无毒。

《本草从新》：补命门相火，滋润五脏，益髓强筋。治五劳七伤，绝阳不兴，绝阴不产，腰膝冷痛。

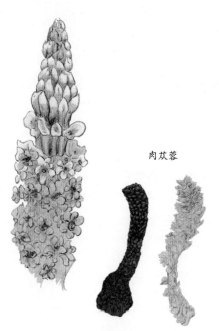

肉苁蓉

【营养价值】

肉苁蓉别名大芸、寸芸、苁蓉、查干告亚（蒙语），是一种寄生在沙漠树木梭梭、红柳根部的寄生植物。肉苁蓉性甘、咸、温，含有大量氨基酸、胱氨酸、维生素和矿物质等珍稀营养滋补成分，对男性肾、睾丸、阴茎、海绵体等性器官都有极大的补益效果，对阳痿、早泄疗效显著，是历代补肾壮阳类处方中使用频度最高的补益药物之一，具有极高的药用价值，是传统的名贵中药材。

现代医学研究证实，肉苁蓉含有多种生物活性成分、生物碱、多糖、木脂素、萜类、苷类成分，其含有的苯乙醇苷类成分能有效促进性中枢神经的功能，增强性激素的分泌和相关物质的释放，从而提高性欲。此外，它还具有补肾阳，益精血，抑制阳虚症状，调节内分泌、促进新陈代谢等作用，可有效预防、治疗男子肾虚阳痿、遗精早泄及女子月经不调、闭经不孕等疾病。

肉苁蓉还有抑制脂质过氧化，提高抗氧化酶活性，增强机体耐受能力，提高记忆力和抗辐射等作用。药理学研究表明，肉苁蓉有延长果蝇平均寿命和最高寿命的作用，显示其明显的抗衰老作用。其多糖能够增强免疫功能，促进胸腺淋巴细胞增殖；其所含的无机盐类及亲水性胶质类多糖还有推动肠蠕动，促进排便的缓泻作用。

【科学实验】

雄激素样作用

中国中医研究院中药研究所对肉苁蓉的雄激素样作用进行研究，证明肉苁蓉中的甜菜碱和麦角甾贰均可增加精囊前列腺等副性器官的重量，显示了雄激素样作用，且无使胸腺萎缩的副作用，优于性激素[1]。

抗氧化作用

通过对肉苁蓉提取物苯乙醇总苷的抗氧化作用的研究，发现其可显著提高动物心、肝、脑组织中硒谷胱太过氧化物酶和 SOD 活性，提高肾组织中 SOD 活性，并降低各组织中 LPO 及脂褐质的含量[2]。

增强体力和抗疲劳作用

肉苁蓉可使动物游泳时间延长，降低负荷运动后血清肌酸激酶的升高幅度，使运动后动物骨骼肌超微结构保持正常，表明肉苁蓉具有增强体力和抗疲劳的作用[3]。

参考文献：

[1] 何伟、宗桂珍、武桂兰、陈妙华：《肉苁蓉中雄性激素样作用活性成分的初探》，《中国中药杂志》，1996 年第 21 卷第 9 期，第 564-565 页。

[2][3] 郭泉水、丛者福、王春玲：《梭梭与肉苁蓉生态学研究》，科学出版社，2009 年，第 85-86 页。

肉桂

香不过肉桂，醇不过水仙。
——谚语

【轶事珍闻】

肉桂是烹饪中常用的调味料，具有特殊的风味，它也是历代中药学家用来治疗疾病的药引子之一，具有很强的保健功效。相传古代四大美女之一的西施，抚琴吟唱自编的《梧叶落》时忽然觉得咽喉疼痛，吃了很多清热泻火之药后症状得以缓和，但药停即发，后来只好请了一个名医来看。名医发现西施四肢不温、小便清长、六脉沉细，就开了一斤肉桂。药店老板对西施的病略有所知，看完处方后冷笑道："喉间肿痛溃烂，是大热的病症，怎么能吃辛温的肉桂呢？"药店老板不给侍人捡药，侍人只好空手而归。

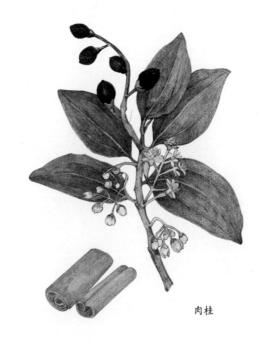

肉桂

西施说："这个人医术高明，应该不是瞎说。现在别无他法，先用少量试试好了。"于是，她先嚼了一小块肉桂，感觉香甜可口，嚼完半斤后疼痛消失，吃东西也没有什么问题了，于是大喜过望。药店老板知道后专程求教名医。名医回答说："西施的病是虚寒阴火引起的喉疾，不用引火归元的方法不能治。肉桂用于治疗喉间痈疮，属特殊情况。"

【典籍记载】

《本草纲目》：治寒痹风痛，阴盛失血，泻痢惊痫。

《本草汇》：益火消阴，救元阳之痼冷，温经暖脏，扶脾胃之虚寒。

《本草从新》：辛、甘、大热。有小毒。气厚纯阳，入肝肾血分。补命门相火不足，益阳消阴，治痼冷沉寒。

【营养价值】

　　肉桂，又名玉桂、桂皮，为樟科植物常绿科乔木肉桂的干燥树皮，有浓烈的特殊香气。它具有温肾补肾、祛寒去痛、补火助阳、引火归源、散寒止痛、活血通经的功效，可用于阳痿、宫冷、腰膝冷痛、肾虚作喘、阳虚眩晕、目赤咽痛、心腹冷痛、虚寒吐泻、寒疝、奔豚、经闭、痛经等症。用少量肉桂配入补气补血药如党参、白术、当归、熟地黄等，有促进气血生长的效果。

　　经现代研究表明，肉桂有改善中枢神经系统和心血管系统的作用，以及抗溃疡等作用。肉桂含有的肉桂醛有抑菌作用，肉桂水提物可保护肾上腺皮质功能；其含有的桂皮醛有镇静和解热作用；黄烷醇多酚类抗氧化物质，能提高胰岛素对血糖水平的稳定作用。此外，肉桂中的某些成分具有类似胰岛素的性质，还有助于血糖水平的控制。常吃肉桂对血糖水平、胆固醇总量、不好的胆固醇和甘油三酯水平的改善有很大帮助。

桑

桑之未落，其叶沃若。
于嗟鸠兮！无食桑葚。
——《卫风·氓》

【轶事珍闻】

桑在中国的历史源远流长，传说黄帝的妻子嫘祖首创种桑养蚕之法，成为古代男耕女织的源头。在各朝各代，每年春季，皇帝要躬行亲耕，皇后则躬行亲桑。作为中国古代社会一种重要的文化事物，桑与上古先民的各种现实活动（物质的和精神的）紧密相连，逐渐形成了丰富的桑文化现象。桑叶是蚕的主要食物，如果没有桑，丝绸之路便无从谈起。

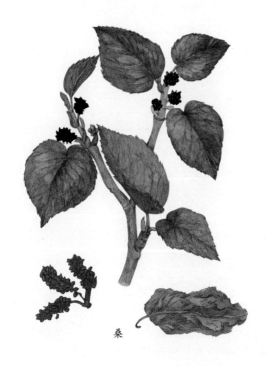

桑

桑不仅在耕织文化中具有神圣地位，它的叶、果还可入药。据说汉高祖刘邦就曾被桑葚救过性命。刘邦在徐州被项羽打得丢盔弃甲，急匆匆躲进了一个山洞里。虽然躲过了这一劫，但在避难中头晕的老毛病却突然复发了，以致头痛欲裂，天旋地转，而且腰酸腿软，连大便也难以排出，痛苦不堪。好在附近的黄桑峪有桑林密布，所结桑葚盖压枝头。刘邦只得渴饮清泉，饥食桑果，没出几日，头痛、头晕竟不知不觉地消失了，大便也痛痛快快地解了出来，很快变得体魄康健、神清气爽。后来刘邦虽黄袍加身成了汉朝的开国皇帝，仍念念不忘桑葚的救命之恩。御医顺着他的心意，遂将桑葚加蜜熬膏，让他常年养生服用，受益匪浅。国外也发现了桑葚的惊人功效，前苏联莫斯科沙迪诺博士等科学家研究百岁老人之谜时发现：在海厘、爱琴海一带的亚沙巴赞山区有许多长寿村，村民特别健康长寿，百岁老人比比皆是。他们行动敏捷、身体健壮、充满活力的主要原因是，当地满山遍野都是桑树，村民经常食用桑果和饮用桑叶茶。

【典籍记载】

桑叶：

《食疗本草》：煎饮之止渴，一如茶法。

《本草纲目》：苦、甘，寒，有小毒。治劳热咳嗽，明目长发。

《本草从新》：苦甘而凉。滋燥凉血止血，去风长发明目。代茶止消渴，末服止盗汗。

桑椹：

《食疗本草》：性微寒。食之补五藏，耳目聪明，利关节，和经脉，通血气，益精神。

《本草纲目》：捣汁饮，解酒中毒，酿酒服，利水气消肿。

《本草从新》：甘酸而温。色黑入肾而补水，利五脏关节，安魂镇神，聪耳明目，生津止渴，利水消肿，解酒乌发……入烧酒，经年愈佳。

【营养价值】

桑叶：

中医认为，桑叶善于散风热而泄肺热，对治疗外感风热、头痛、咳嗽等有良好作用，常与菊花、银花、薄荷、前胡、桔梗等配合应用。桑叶还可配滋养肝肾的女贞子、枸杞子、黑芝麻等同用，治肝阴不足、眼目昏花；配牛蒡子、前胡，则散风清肺；配石膏、麦冬，则清燥润肺；配菊花、决明子，则清肝明目。

桑叶含有多种维生素及矿物质、氨基酸、碳水化合物和植物纤维。干桑叶中含粗蛋白、碳水化合物、粗纤维，以及丰富的钾、钙和维生素 C、维生素 B_1、维生素 B_2、维生素 A 等，还有各种微量元素。桑叶中含有蜕皮固酮、羽扁豆酮以及桑甙等多种活性物质，具有抗应激、抗衰老、增强机体耐力、调节肾上腺素等功能。

现代科学研究表明，桑叶是上好的功能食品，它能降压、降脂、降血糖、抗衰老、增加耐力、降低胆固醇，可抑制脂肪积累、血栓生成、肠内有害细菌繁殖、有害氧化物的生成，最突出的功能是防止糖尿病。桑叶汁对大多数革兰氏阳性菌和革兰氏阴性菌以及部分酵母菌有良好的抑制生长作用。桑叶中的芸香苷能显著抑制大鼠创伤性浮肿，并能阻止结膜炎、耳郭炎、肺水肿的发展。桑叶具有较强的抗炎作用，与其祛风、清热功效相符。

桑椹：

桑椹又名桑实、桑果，被称为"民间圣果"，它色泽紫红，质地油润，甜酸可口，既是夏季时令水果，也可入药，兼具药食两用价值。早在 2000 多年前，桑椹已是中国皇帝御用的补品。中医认为，桑椹味甘酸，性微寒，入心、肝、肾经，为滋补强壮、养心益智佳果，具有补血滋阴、生津止渴、润肠燥等功效，主治阴血不足而致的头晕目眩、耳鸣心悸、烦躁失眠、腰膝酸软、须发早白、消渴口干、大便干结等症。桑椹与桂圆肉合用，还可有效改善贫血的症状，起到补血的作用。

现代研究证实，桑椹果实中含有丰富的活性蛋白、维生素、氨基酸、胡萝卜素、矿物质、白藜芦醇、花青素等成分，营养约是苹果的 5~6 倍、葡萄的 4 倍，具有多种功效，被医学界誉为"21 世纪的最佳保健果品"。常吃桑椹能提高人体免疫力，具有延缓衰老、美容养颜的功效。

桑椹中含有脂肪酸，主要由亚油酸、硬脂酸及油酸组成，具有分解脂肪、降低血脂、防止血管硬化等作用。桑椹中还含有鞣酸、苹果酸等营养物质，能帮助脂肪、蛋白质及淀粉的消化，能健脾胃助消化，可用于治疗因消化不良而导致的腹泻。桑椹中含有大量的水分、碳水化合物、多种维生素、胡萝卜素及人体必需的微量元素等，能有效地扩充人体的血容量，且补而不腻，适宜于高血压患者食疗。桑椹中含有乌发素，能使头发变得黑而亮泽；其所含的芸香苷、花色素烟酸等成分，有预防肿瘤细胞扩散的功效。

沙棘

大自然竟能在一种植物中创造出整整一组非常有用的产品，真是奇迹。
——苏联从事沙棘研究40余年的医学博士　阿活库莫夫

【轶事珍闻】

沙棘耐干旱，是一种生命力极强的树种，对控制水土流失、涵养水源、改善生态环境具有显著的作用。据说成吉思汗率兵远征赤峰时，由于气候恶劣，很多士兵疾病缠身，战马也因过度奔驰而体力欠缺。成吉思汗无法，只好下令将这批战马弃于沙棘林中。待他们凯旋经过沙棘林时，发现被遗弃的战马不但没有死，反而恢复了往日神威。成吉思汗下令全军将士采摘大量沙棘果随军携带，并用沙棘的果、叶喂马。士兵们吃后身体越来越强壮，战马吃后更是能跑善驰。此后，道家宗师丘处机根据唐朝

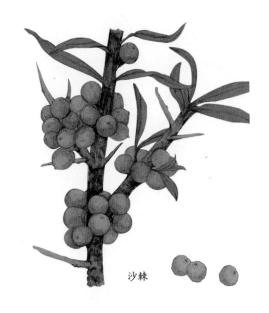

沙棘

医书《月王药珍》记载，为成吉思汗调制出了一种以沙棘为主的药方，成吉思汗遂将沙棘命名为"开胃健脾长寿果"和"圣果"。成吉思汗年过六旬仍能弯弓射雕，与长期食用沙棘是分不开的，后来蒙古大军远征欧亚，建立起强大帝国，沙棘也功不可没。

沙棘在不同的国家都广受赞誉：日本称为"长寿果"，俄罗斯称为"第二人参"，美国称为"生命能源"，印度称为"神果"，中国则称其为"圣果"、"维C之王"。20世纪人民解放军进军西藏时，由于缺氧，严重的高原反应威胁着十几万进藏大军的生命安全。危急之际，藏族向导采来一些名叫"达日布"的神果，让患病的战士食用。几天之后，战士的病情居然得到了迅速缓解，这种野生的神果就是沙棘。沙棘制剂还能增强宇航员在太空中适应失重状态的能力，所以沙棘又被誉为"宇航食品"。

【典籍记载】

《海西蒙古族藏族自治州中藏药材资源》：酸、涩、温。健胃，消食，活血散瘀，止渴生津，化痰宽胸。治痢疾、瘀血闭经、胃痛、肺结核、胃酸过多、胃溃疡等症。

　　《常用中草药汇编·原植物彩色图鉴》：微酸涩，性温。有活血散瘀，化痰宽胸，补脾健胃，生津止渴，清热止泻的功能。

【营养价值】

　　沙棘别名醋柳果、醋刺柳、酸刺、黑刺、醋柳，是蒙古族、藏族习用的药材。中国具有悠久的沙棘药用历史，是世界上沙棘医用记载最早的国家。沙棘的根、茎、叶、花、果，特别是沙棘果含有丰富的营养物质和生物活性物质，入药具有止咳化痰、健胃消食、活血散瘀的功效。

　　现代医学研究证明，沙棘果可降低胆固醇，缓解心绞痛发作，还有防治冠状动脉粥样硬化性心脏病的作用，常用于治疗缺血性心脏病；有祛痰、止咳、平喘和治疗慢性气管炎的作用；能治疗胃和十二指肠溃疡以及消化不良等症，对慢性浅表性胃炎、萎缩性胃炎、结肠炎等病症疗效显著；对烧伤、烫伤、刀烧、冻伤有很好的治疗作用；对妇女宫颈糜烂有良好的治疗效果。

　　沙棘最有价值的部分之一就是沙棘油，沙棘油主要有沙棘籽油和沙棘果油，富含维生素 E、维生素 C、ß- 胡萝卜素等多种生物活性物质，对心血管系统、血液系统、免疫系统、消化系统等具有广泛的药理作用，还具有抗氧化、抗放射、抗炎、抗过敏等作用。它对心肌缺血有一定的保护作用，并具有抗疲劳和增强机体活力及抗癌等特殊药理性能，具有保护和加速修复胃黏膜、增加肠道双歧杆菌的作用，有降低血浆胆固醇、减少血管壁中胆固醇含量的作用，能防治高脂血症和动脉粥样硬化症，并有促进伤口愈合的作用。沙棘果中的 SOD 活性成分丰富，可阻断因体内物质过氧化产生的自由基。

山药

秋夜渐长饥作祟，一杯山药进琼糜。
——南宋·陆游 《秋夜读书每以二鼓尽为节》

【轶事珍闻】

山药因为营养丰富，自古以来就被视为物美价廉的补虚佳品，既可作主粮，又可作蔬菜。《红楼梦》第十一回中，秦可卿病重，贾母赐以枣泥馅山药糕为滋补之品，枣泥山药糕易于消化，味道清甜，而红枣可以补气血，山药可以健脾胃，对秦可卿这样的病人是不错的补养小食。

山药名字的由来则与一个传说有关。据古书《湘中记》记载：永和初年，有一位采药人来到衡山时迷路了，干粮也吃完了，忽然遇见一位白发老翁对着石壁写字。采药人向老翁诉说自己无力赶路的情况，老翁便把随身带的食物给他吃，还给他指点了出山的道路。采药人看老翁给他的是一种没见过的植物根，吃起来香甜可口，就请教老翁食物的名字，老翁告诉他叫"署预"。休息好了，

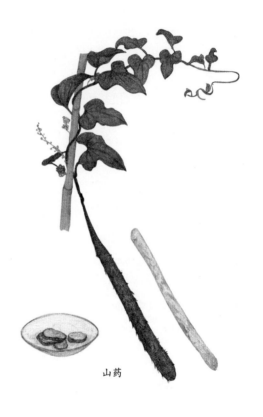

山药

采药人告别老翁，在山里走了六天六夜，却丝毫没有饥饿的感觉，终于回到了家。这个"署预"就是现在大家耳熟能详的山药。

【典籍记载】

《神农本草经》：味甘，温。治伤中，补虚赢，除寒热邪气，补中，益气力，长肌肉。久服耳目聪明，轻身不饥延年。

《名医别录》：平，无毒。主治头面游风、风头、眼眩，下气，止腰痛，补虚劳、赢瘦，充五脏，除烦热，强阴。

《食疗本草》：治头疼，利丈夫，助阴力。

《本草纲目》：甘，温、平，无毒。益肾气，健脾胃，止泻痢，化痰涎，润皮毛。

【营养价值】

山药别名土薯、山薯蓣、怀山药，为薯蓣科植物薯蓣的干燥根茎。山药味甘，性平，入肺、脾、肾经，具补脾养胃、生津益肺、补肾涩精作用。中医认为，山药主治脾虚泄泻、食少浮肿、肺虚咳喘、消渴、遗精、带下、肾虚尿频。外用治痈肿、瘰疬。

山药含有多种营养素、酶、蛋白质、维生素和微量元素。其中，淀粉酶、多酚氧化酶等物质有利于脾胃消化吸收，能够健脾益胃、助消化，临床上常用于治疗脾胃虚弱、食少体倦、泄泻等病症。多种营养素有强健机体、滋肾益精的作用。皂甙、黏液质，有润滑、滋润的作用，可益肺气，养肺阴，治疗肺虚、痰嗽、久咳之症。山药含有黏液蛋白，有降低血糖的作用，可用于治疗糖尿病，是糖尿病人的食疗佳品。另外，大量的黏液蛋白、维生素及微量元素，能有效阻止血脂在血管壁的沉淀，预防心血管疾病，达到益志安神、延年益寿的功效。

【答疑解惑】

普通山药与怀山药的区别是什么？

怀山药，是中国古怀庆府（今河南焦作）一带出产的山药，不仅营养价值高，而且有很好的药用效果。怀山药作为"四大怀药"之首，是中药最重要的补益材料之一，其最大的特点是没有任何副作用，"性平味甘"，是"药食同源"的典范。普通山药产量高，水分大而淀粉少，其营养价值是远远比不上怀山药的。在性状上，与普通山药相比，怀山药具有体重、质坚、味美、营养价值高等特点。

山楂

粥里加山楂，双眼不会花。

——民谚

【轶事珍闻】

一部《山楂树之恋》让大家体味到了初恋的青涩纯净，正如小小的山楂，虽然没有出众的外貌和迷人的芬芳，但酸酸甜甜的滋味却博得了大家的喜爱。山楂自古以来就被视为希望的象征。相传耶稣的冠冕是用山楂树条编的，为此很多人将山楂树奉为结婚和生育的象征。在教堂的结婚典礼上，不仅花瓶里插满了芳香四溢的山楂花，新娘也用山楂花作为装饰物，更添节日喜庆。

山楂健胃消食的功能家喻户晓。相传有一次杨贵妃胃部胀气，吃不下睡不着。唐玄宗为此坐卧不安，用了很多御医的名药，都不见好转。深秋的一天，一个道士路过皇宫，自荐能为贵妃治病，并开了一个方子："山楂十枚，红糖三钱，熬汁饭前饮用，每日三次。"唐玄宗将信将疑，谁知用药半月后，贵妃的病果真痊愈了。从此，山楂就有了"贵妃御药"的美称。

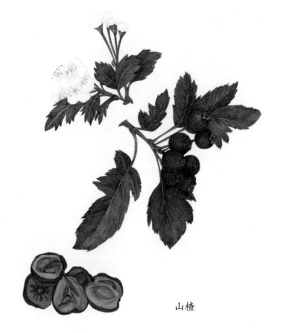

山楂

【典籍记载】

《本草纲目》：酸，冷，无毒。化饮食，消肉积癥瘕，痰饮痞满吞酸，滞血痛胀。

《本草从新》：酸、甘，微温。健脾行气，消食磨积，散瘀化痰。

《本草求真》：消食磨肉，伐胃残脾。

【营养价值】

山楂树是我国特有的药果兼用树种，山楂又名山里果、山里红、红果，为蔷薇科植物山里红或山楂的干燥成熟果实，质硬，果肉薄，味微酸涩。中医认为山楂性微温，味甘酸，入脾、胃、肝经，可消积食、散瘀血、驱绦虫，对肉积、症瘕、痰饮、痞满、吞酸、泻痢、肠风、疝气、产后瘀阻、恶露不尽、小儿饮食停滞、产后瘀滞腹痛等病症有良好效果。作为"益寿果"，老年人常食山楂不仅能健胃消食，还能延年益寿，保持骨骼、血液中钙的恒定，预防动脉粥样硬化。

山楂含有苷类、有机酸、黄酮、萜类、维生素 C、维生素 B_2、胡萝卜素、蛋白质、脂肪、解脂酶等成分，经现代药理研究证明，这些成分中，总黄酮类可促使心血管扩张，具有降血压的作用；黄酮类中的表儿茶素、多酚类缩合黄烷聚合物及有机酸中的总三萜酸等不饱和酸是降血脂的活性成分；维生素 C、维生素 B_2、胡萝卜素及多种有机酸，能增加胃中消化酶的分泌，并增强酶的活性，促进消化；所含的解脂酶能直接帮助消化脂肪类食物，且可加强胃脂肪酶、蛋白酶的活性。因此，山楂具有增加心肌收缩力、增加心输出量、减慢心律、降压、降血脂、健脾消食等作用。此外，山楂还具有促进子宫收缩、抑菌等作用，不仅可用于治疗心血管系统疾病、消化系统疾病及妇科疾病，还可广泛用于预防、保健、健身及美容行业，是常见的药食两用原料。

【答疑解惑】

食用山楂有什么禁忌?

中医认为，山楂只消不补，脾胃虚弱者不宜多食。健康的人食用山楂也应有所节制，食用后要注意及时漱口刷牙，以防伤害牙齿。山楂有破血散瘀的作用，能刺激子宫收缩，可能诱发流产，因此，孕妇不能吃山楂。

为什么要少吃生山楂?

生山楂中所含的鞣酸与胃酸结合容易形成胃石，很难消化掉。如果胃石长时间消化不掉就会引起胃溃疡、胃出血甚至胃穿孔。因此，应尽量少吃生的山楂，尤其是胃肠功能弱的人更应该慎食。

石榴

雾壳作房珠作骨，水晶为粒玉为浆。

——宋·杨万里《石榴》

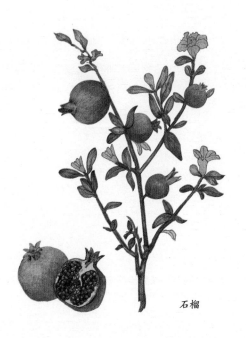

石榴

【轶事珍闻】

据说石榴原产于伊朗、阿富汗等国家，在伊拉克出土距今 4000 多年的皇冠上，有精美的石榴图案，足见其栽培历史源远流长。古人盛赞石榴为"天下之奇树，九州之名果"。石榴果实为"水晶珠玉"，与仙桃、佛手合称为"三多"，寓意多子多福多寿。结婚时洞房里会悬挂两个大石榴，结婚礼品也会有一对绣有大石榴的枕头，祝他们早得贵子；初生贵子，亲友喜欢赠送绣有石榴图案的鞋、帽、衣服、枕头等，以示祝贺；老年人过寿时，晚辈要送石榴，祝老人幸福长寿。作为中秋佳节的应节果品，石榴象征长寿、团圆和吉祥。宋代还用石榴果裂开时内部的种子数量来占卜预知科考上榜的人数，"榴实登科"即寓意金榜题名。

【典籍记载】

《名医别录》：味甘、酸，无毒。主咽燥渴。

《食疗本草》：温。主谷利、泻精。

《本草纲目》：（甘石榴）甘、酸，温，涩，无毒。制三尸虫。（酸石榴）酸，温，涩，无毒。止泻痢崩中带下。

【营养价值】

石榴，别名安石榴、海榴，是石榴科植物的果实。大多数人都有吃鲜石榴的习惯，这种美味可口的果实不仅具有食用价值，更经历代医者证明，具有较高的药用价值，在食疗方面能够发挥生津化食、抗胃酸过多、软化血管、止泻、解毒、降温等作用。

石榴果实中含有维生素 C、维生素 B 族、有机酸、糖类、蛋白质、脂肪及钙、磷、钾等矿物质等多种人体所需的营养成分，其中，维生素 C 的含量比苹果高 1~2 倍。成熟后的红石榴中富含矿物质，具有两大抗氧化成分——红石榴多酚和花青素，其中，石榴汁中多酚含量高达 1545.2pg/ml。石榴多酚、花青素、维生素 C 等抗氧化物质具有抗氧化能力、还原能力、清除 DPPH 自由基能力、清除羟自由基能力、清除超氧阴离子能力和抑制亚油酸过氧化的能力。此外，石榴汁中含有多种氨基酸和微量元素，能够助消化、抗胃溃疡、软化血管、降血脂和血糖，降胆固醇，还可以防止冠心病、高血压。可以说，石榴是一种健胃提神、增强食欲、益寿延年的上等佳果，它还具有解酒奇效，饮酒过量者可以饮用石榴汁来解酒毒。近年来，以石榴提取物为主要成分的化妆品日益风靡，其实，早在古代，石榴作为贡品入宫后，皇后、妃嫔就取其汁液来调和脂粉、美容护肤。

【科学实验】

延缓衰老

以色列工程技术学院的研究人员发现，石榴中含有延缓衰老、预防动脉粥样硬化和减缓癌变进程的高水平抗氧化剂，石榴酒、石榴汁对人体均大有裨益。这项发现首次为石榴及其产品的抗氧化和抗炎症功效提出了科学依据[1]。

参考文献：

[1] 任平、阮祥稳、秦涛等：《石榴资源的开发利用》，《食品研究与开发》，2005 年第 3 期，第 118-120 页。

熟地黄

地黄食老马，可使光鉴人，
吾闻乐天语，喻马施之身。
丹田有宿火，渴肺还生津。
愿饷内热者，一洗胸中尘。
——宋·苏轼 《小圃地黄》

【轶事珍闻】

地黄其貌不扬，却有许多华丽的别名，因为药力神乎其神，声名远播，它被称作"地皇"；《神农本草经》记载，其能"逐血痹，填骨髓，长肌肉"，且得大地之精髓才根深苗壮，亦被称作"地髓"。

中国古代将地黄视作珍品，对它的药用价值评价极高。葛洪的《抱朴子》一书中就有"楚文子服地黄八年，夜视有光"的记载。李时珍也很推崇地黄，他对地黄的评价是："百日面如桃花，三年轻身不老。"明朝名医张介宾被称作"张熟地"，他创有《新方八阵》（"补、和、攻、散、寒、热、固、因"八阵），其中的补阵有 29 方，用到熟地黄的就有 22 方，可见其对熟地黄补

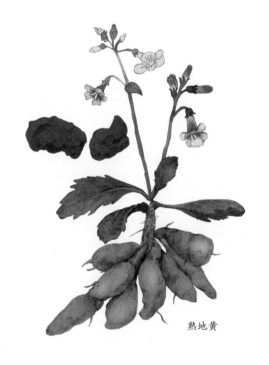

熟地黄

益功用的重视程度。到清代，地黄的用法广为人知，《红楼梦》中亦有宝玉为晴雯改药方加地黄的情节。

地黄是四大怀药之一，四大怀药是指古怀庆府（今河南省焦作市境内）所产的山药、牛膝、地黄、菊花四大中药。从周朝开始，四大怀药历代都被列为皇封贡品；唐宋时期，四大怀药已久负盛名，近代四大怀药被海外人士誉为"华药"。

【典籍记载】

《本草纲目》：甘、微苦，微温，无毒。填骨髓，长肌肉，生精血，补五脏内伤

不足，通血脉，利耳目，黑须发，男子五劳七伤，女子伤中胞漏，经候不调，胎产百病。

《本草汇》：大补血衰，倍滋肾水，增气力，利耳目，填脊髓，益真阴。

《本草从新》：甘而微温。入足三阴经。滋肾水，封填骨髓，利血脉，补益真阴，聪耳明目。黑发乌须，又能补脾阴，止久泻。

【营养价值】

熟地黄，又名熟地，为玄参科植物地黄的块根经加工炮制而成。通常将生地黄以酒为辅料经反复蒸晒，至内外色黑油润，质地柔软黏腻制得，可切片用，或炒炭用。经炮制后，药性由微寒转微温，补益性增强。熟地味甘性温，归肝、肾经，具有补血滋阴、益精填髓的功效。中医对地黄有着非常广泛的应用，《神农本草经》将地黄列为上品，《名医别录》、《本草图经》、《药品化义》中都有医学家用地黄驱瘟治病的论述。

现代研究也表明，熟地黄含有丰富的甘露醇、多糖、益母草苷、地黄苷等有益成分，其所含的地黄多糖具有明显的免疫抑瘤活性，还有显著的强心、利尿、保肝、降血糖、抗增生、抗渗出、抗炎、抗真菌、防辐射等作用。

松花粉

一斤松花不可少，八两蒲黄切莫炒，
槐花杏花各五钱，两斤白蜜一起捣，
吃也好，浴也好，红白容颜直到老。
——宋·苏东坡 《花粉歌》

【轶事珍闻】

　　松在中国文化中一直以正直、硬挺的形象出现，有着"大雪压青松，青松挺且直"的美誉。到了万物萌发的春天，始终坚实挺立的青松也开始发出绿芽，清明节前后，金黄的松花在枝头悄然绽放，蕴藏着松树遗传信息的松花粉随清风飘荡，又一季的繁衍开始了。

　　说到松花粉，"美人井"的传奇故事当然最出名。相传晋代白州有座双角山，山脚下有一口"美人井"，凡喝此井水的人，家中生的女孩大多非常美丽。在《石崇重金买绿珠》的故事中，国色天香的美女绿珠便出生于双角山下"美人井"处。原来，井旁常年有松花开放，花粉落入井中，井水浸过花粉，变成奇特的美容剂，人们因喝了有花粉的井水而变得美丽动人。

　　松花粉由于具有保健美容和延年益寿的功能，历来为宫中丽人所宠爱，每年春季作为贡品进贡。唐朝女皇武则天十分喜欢松花粉，她常常食用一种用松花粉制作的小松糕。慈禧太后得知"美人井"的故事后，也下令白州每年进贡花粉用以美容和食用。在民间，松花粉更是以其神奇的功效被奉为"仙药"，唐代诗人白居易曾作诗："腹空先进松花酒，乐天知命了无忧。"宋代词人苏东坡的《花粉歌》等都从不同方面说明了松花粉的奇特妙用。

　　花粉是一种重要的营养补充食品，慕尼黑奥运会5000米和万米跑冠军芬兰运动员维仑就经常吃花粉食品，以增强运动耐力。重量级拳击冠军阿里

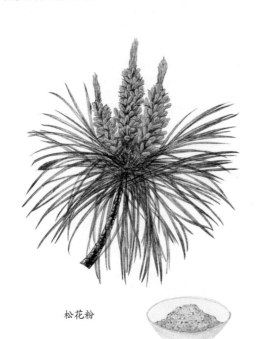

松花粉

之所以在拳击界称王，一个重要的因素就是他的营养师将花粉掺混于饮料之中，坚持饮用。在美国、芬兰以及越来越多的国家，花粉成为运动员的体力增强剂，凡服用花粉的人，普遍精力充沛，疲劳状况消失，腿脚有力，体质状况有很大改善。古人称："松柏之气可以使人长寿"，松花粉堪称"花粉之王"，在营养补充方面的作用更是非比寻常。

【典籍记载】

《本草纲目》：甘，温，无毒。润心肺，益气，除风止血。亦可酿酒。

《本草经解》：松花气温，禀天春和之木气，入足厥阴肝经；味甘无毒，得地中正之土为，入足太阴脾经。

《本草从新》：善糁诸痘疮伤损并湿烂不痂。

【营养价值】

松花粉是松科植物马尾松、油松或同属数种植物的干燥花粉，是松树的雄性生殖细胞，是松树精华所在，它包含着孕育新生命所必需的全部营养物质。20 世纪 90 年代初开展的"中国松花粉营养生理功能实验研究"结果证明，松花粉含有长寿所需的营养成分，包括多种蛋白质、氨基酸、矿物质、核酸、酶与辅酶、单糖、多糖等。

松花粉的营养成分不仅种类全面，且含量也非常高。其中，氨基酸总量为 6.6%~9.47%，维生素含量比较丰富（维生素 C 含量为 58.57~73.72 毫克 /100 克），胆碱含量也很突出，大约每 100 克松花粉含 202.94~267.79 毫克，胆碱作为摄入体内食物中的甲基供体，对人体营养有重要作用。松花粉的蛋白质总含量是牛肉、鸡蛋的 7~10 倍；铁比菠菜高出约 20 倍；维生素 A 原型——胡萝卜素比胡萝卜约高 20~30 倍；锌含量较高，同猪的肝脏类似；钾、镁的含量也非常突出。松花粉中植物性黄酮较蜂源花粉高约 50%，糖分低于蜂源花粉，维生素 E 高于蜂源花粉，所含精氨酸、谷氨酸、脯氨酸等氨基酸含量比蜂源花粉高近一个数量级。松花粉中维持生命不可缺少的水溶性氨基酸也高于蜂源花粉，其脂肪酸含量为蜂源花粉均值的 3 倍，有利于防治心血管疾病的不饱和脂肪酸约占脂肪酸总量的 72.5%。此外，松花粉热量较低，且含丰富的膳食纤维，尤其是木质素含量非常高，对肠道保健很有功效。松花粉所含的微量元素、黄酮、精氨酸、维生素 E 等均具有较强的清除体内自由基的作用，可视为富含天然抗氧化剂的食品。

松花粉中不仅含有丰富的矿物质以及微量元素，而且营养成分比例搭配合理。例如 8 种必需氨基酸，松花粉中的含量与世界卫生组织和粮农组织对人体需求的含量规定基本一致。

松花粉被包含在坚实的壳壁内，花粉壁像一层"盔甲"保护着花粉颗粒内的营养成分和遗传物质。人类和单胃动物的消化液无法破坏花粉壁，要吸收花粉的所有营养成分，必须将其外壁破坏。经过国防科技的军工低温风洞破壁技术破壁的松花粉，破壁率可达99.6%，破壁后的松花粉活性营养成分得到全部释放，许多营养元素（纤维素除外）可以不必经过消化系统，而直接被人体细胞所吸收。

【科学实验】

抗疲劳作用

通过抗疲劳实验，证明松花粉能显著延长小鼠负重游泳时间，降低运动后小鼠血液中乳酸浓度和肝细胞糖元含量增加，降低运动后血清尿素氮含量，结果表明松花粉具有明显的抗疲劳作用[1]。

抗衰老作用

松花粉能明显增加衰老小鼠血清中超氧化物歧化酶（SOD）、过氧化氢酶（CAT）、谷胱甘肽过氧化物酶（GSH.Per）活性，降低脑组织中 MDA 含量及脑组织和肝脏中的 Lf 含量，并增加胸腺和脾脏质量，提高网状内皮系统吞噬功能，具有抗衰老的作用[2]。

保护心脑血管

松花粉中所含芦丁能增加毛细血管的强度，从而对心血管系统起到良好的保护作用，可以有效地预防冠心病患者脑中风发生，对防治毛细管通透性障碍、脑溢血、视网膜出血等有良好的效果。经德国慕尼黑技术大学营养生理研究所对大鼠喂养松花粉的实验证实，松花粉在保证一定用量的情况下，可以降低血液中胆固醇、甘油三酯的含量，从而有益于心脏健康[3]。

保护肝脏

松花粉对急性酒精性肝损伤有明显的保护作用，其作用机理可能与松花粉含有丰富的抗氧化物质，减轻酒精对肝脏的脂质过氧化损伤，增强脂肪酸在肝细胞内代谢，减少脂肪在肝细胞内沉积有关[4]。

【答疑解惑】

为什么说松花粉具有增强免疫力的保健作用？

松花粉中的多种营养成分，如蛋白质、氨基酸、矿物质、酶与辅酶、核酸、多糖等都具有提高人体免疫力的作用，这些共同构成了松花粉增强免疫力的功能基础：

（1）氨基酸：在疾病状态下，氨基酸将重新分配，用于免疫球蛋白合成以及其他具有免疫功能的重要化合物合成。任何一种氨基酸供应缺乏，都会影响免疫系统和其他系统正常功能的发挥。

（2）多糖：松花粉多糖能激活巨噬细胞的吞噬功能，提高人体抗病能力。

（3）维生素 A：可刺激免疫系统，增强体液和细胞免疫功能，阻断致癌物对基因的结合与损伤。

（4）硒：对机体免疫系统包括的三种免疫防御系统（细胞免疫、体液免疫、非特异免疫）均有增强作用。

人体免疫与机体氧化存在着密切关系。随着年龄的增长，过多的自由基损害体内细胞、破坏免疫系统，造成免疫力下降；免疫机能减退，将诱发一系列疾病，加剧机体各系统的衰老。所以抗氧化与增强免疫力双管齐下，更能保持机体处于良好的状态。

为什么说松花粉具有抗氧化的保健作用？

人体衰老与自由基诱导的氧化反应有关。与其他食物相比，松花粉富含多种微量元素、维生素及抗氧化酶，这是松花粉抗氧化、抗衰老的物质基础。

（1）锌：能提高机体酶的活力，增强机体清除自由基能力，推迟细胞衰老过程，延长细胞寿命。

（2）锰：是多种酶的激活剂，也是精氨酸酶、脯氨酸酶、谷胱甘肽过氧化物酶的成分。

（3）硒：是谷胱甘肽过氧化物酶的组成部分，能够清除体内过氧化物，清除体内自由基。

（4）铜：是 SOD 的组成部分。如果体内缺铜，SOD 的活性将显著下降，也将严重影响体内的抗氧化能力。

（5）松花粉富含维生素 E、维生素 C、β－胡萝卜素、硒、过氧化酶、谷胱甘肽过氧化物酶等，清除自由基。

（6）松花粉还能够对下丘脑、垂体的分泌功能产生有益调节作用，有助于维持机体内分泌良好状态。

我国松花粉具有什么资源优势和特点？

松树为速生树种，3 年开花，5~8 年为盛花期。在我国森林资源中，松科植物占资源总量 60%，其中，马尾松和油松的资源最为丰富，且每年增长数万公顷。松花粉的资源蕴藏量大，是一种可持续发展的可再生性资源。马尾松是中国独有的乡土树种，具有得天独厚的资源优势。

松花粉适宜人群有哪些？

松花粉的适宜人群为免疫力低下的人群。例如体质虚弱者、中老年人等，容易感到疲劳、经常感冒、伤口容易感染、愈合慢、肠胃功能差的人群，日常膳食不规律人群，经常食用抗生素的人，经常熬夜的人，长期生活不规律的人，工作压力大的人，慢性病患者，术后康复者，接受放化疗的人群等，若不过敏，都应适宜食用松花粉。

食用松花粉对减肥有帮助吗？

松花粉对减肥有一定帮助。松花粉中富含大量的膳食纤维，食用后吸水膨胀，体积增大，产生饱腹感，抑制摄入更多的食物。膳食纤维还能抑制部分糖和脂肪的吸收，加强肠蠕动、增加排泄、防止便秘，同样有助于减肥。另外，减肥者饮食控制过程中可能出现营养素缺乏，食用松花粉可以均衡补充营养，健康减肥。减肥是一个系统工程，除了采取适合的辅助措施以外，饮食控制和运动锻炼是必不可少的关键因素。只有采取科学方法，坚持不懈，才能收到良好的效果。只吃某种产品或者药物，不配合饮食和运动，不采取科学的生活方式，不可能达到长久减肥的目的。

食用松花粉多长时间见效？有没有疗程？

松花粉功能试验表明，按正常推荐量连续食用三个月左右，松花粉的保健功效一般会初步显现，例如免疫力提高、不易感冒、消化功能改善、睡眠好、精力充沛、疾病恢复快等。松花粉发挥良好作用需要一个循序渐进、逐步调理的过程，且每个人的体质、身体状况、生活方式、食用方法等不同，食用松花粉后的效果也不尽相同。食用保健品是对健康的投资，是生活质量提高的选择，是人们每日需要的一道营养餐，没有疗程要求，建议长期食用，效果更佳。

松花粉不是药物，患病人群食用松花粉有什么作用？

在我国，人们通过饮食营养治疗疾病的历史十分悠久，"食疗"是传统医学的一个重要组成部分，对疾病恢复有重要作用。随着现代医学的发展以及人们对病理的深入研究，科学家认识到，很多疾病的发生、发展、恢复与营养状况或饮食行为密切相关。很多疾病的致死原因不单是疾病本身，与患者营养状况差导致机体抵抗力低下关系更大。因此，人们越来越重视营养的治疗和支持作用。合理补充营养可以增强机体的自愈能力、减少住院时间、降低医疗成本、促进疾病恢复。松花粉是保健食品，作为丰富均衡的"微型营养库"，能够很好地缓解细胞潜在饥饿，调整身体状态，增强免疫机能，而且与医学治疗配合，对预防疾病、战胜疾病、维护健康、增强抵抗力有着重要作用。

食用松花粉后会不会"上火"？

"上火"是中医学名词，如果出现口干舌燥、咽喉肿痛、两眼红赤、烂嘴角、流鼻血、牙痛、眼屎多、排便困难等，就可能是"上火"了。松花粉甘温无毒，主润心肺，绝大部分人食用后反应良好，不会"上火"。但是少数人由于个人体质原因，或者食用量过大，加上饮水少、饮食辛辣、睡眠不良等因素，偶尔会有上火的表现。食用松花粉过程中出现上火表现时，可以适当减少松花粉食用量，待身体适应后再调整至推荐量，也可以与清热解毒的食品配合食用，同时少吃辛辣刺激食物，多喝水，多吃水果蔬菜，注意饮食和睡眠调理。

松花粉能不能外用？

松花粉具有燥湿、收敛、止血的作用，外用可祛风止血，爽身消炎，对皮肤无刺激，是婴幼儿、儿童的护肤爽身佳品，适用于防治小儿皮肤湿疹、尿布疹等。松花粉能够增强皮肤的代谢机能，老年人食用松花粉，辅助外用破壁松花粉，对老年人皮肤瘙痒也有很好的效果。

破壁松花粉用来自制面膜，有较好的美白润肤效果。先准备干净的容器，倒入一袋破壁松花粉，然后根据自己的喜好和需要，分别选择营养柔肤液、清爽紧肤液、活肤养颜调理液、牛奶、酸奶、鸡蛋清或蜂蜜等一种或几种作为溶液，与破壁松花粉混合调制。调制过程中也可以加入珍珠粉或者柠檬汁，调好后（以敷在皮肤上不往下流为宜）建议先在下颌部试用，判断自制面膜是否引起皮肤过敏。如果试用后一两天内没有出现过敏症状，就可以安心使用。将面膜敷在脸部，20~30 分钟后用清水洗去即可。每周做 1~2 次面膜，同时食用松花粉片，内调外养，美容养颜效果更佳。

参考文献：

[1] 刘协、胡启之、 李小宁、包六行：《松花粉的抗疲劳作用研究》，《中国生化药物杂志》，2004 年 5 月 30 日，第 169-170 页。

[2] 赵立新、喻陆：《松花粉抗衰老作用的实验研究》，《现代医学》，2004 年 4 月第 32 卷第 2 期，第 74-76 页。

[3] 滕燕华、张红：《松花粉与人类健康》，中国轻工业出版社，2005 年 10 月第 1 版，第 36-37 页。

[4] 刘协、张驰、包六行、潘玉英：《松花粉对小鼠急性酒精性肝损伤的保护作用研究》，《江苏预防医学》，2005 年 6 月 30 日，第 7-9 页。

桃仁

三祖消息虽寥寥，桃仁传种还生桃。
——明·徐渭 《四张歌张六丈七十》

【轶事珍闻】

春季三月，桃花盛开，柳条起舞，桃红柳绿，相映成趣。桃花美，桃子更是甘甜美味。作为长寿吉祥的象征，桃子是寿星老神仙的掌中宝，也是王母娘娘用来招待神仙们的仙果。桃子自古被认为是仙家的果实，吃了可以长寿，故桃又有"仙桃"、"寿果"的美称。桃仁是桃的种仁，带有桃的遗传信息，是一味重要的中药。早在汉代就已经被载入中国第一部药物经典《神农本草经》。汉代医圣张仲景的不少名方就常使用桃仁，如桃仁承气汤等。唐代药王孙思邈的千金苇茎汤，桃仁也是方中的重要药物。桃仁最主要的作用是活血化瘀，例如著名的桃红四物汤，就是以桃仁入药，用来治疗瘀血停滞、经闭腹痛等症。

【典籍记载】

《神农本草经》：味苦、平。治瘀血，血闭瘕邪气，杀小虫。

《名医别录》：味甘，无毒。止咳逆上气，消心下坚，除卒暴击血，破瘕瘕，通月水，止痛。

《食疗本草》：温。杀三虫，止心痛。

《本草纲目》：苦，甘，平，无毒。主血滞风痹骨蒸，肝疟寒热，鬼注疼痛，产后血病。

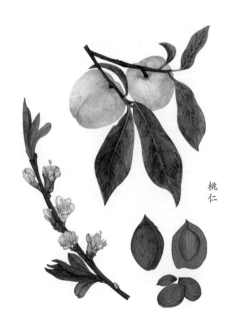

桃仁

【营养价值】

中医认为，桃仁味苦甘而性平，能入心、肝、大肠经，能活血祛瘀、润肠通便，主治痛经、血滞经闭、产后瘀滞腹痛。

　　现代医学研究发现，桃仁富含脂肪、碳水化合物、纤维素等营养物质。纤维素可促进肠壁的蠕动，帮助消化，防止大便干燥，起到润滑肠道、刺激排便的作用。同时，桃仁含有大量胶质，能够生成血小板，有止血功效，适宜出血性疾病的患者。适宜月经过多、血崩的妇女。

　　桃仁与红花都有活血祛瘀的效果，往往配合应用，桃仁善于治疗肺痈、肠痈，且有润肠通便的效果；红花则善于活血调经。调节过敏体质，养血祛风，可以桃仁与代代花为君，活血化瘀、理气；桑叶、紫苏叶为臣，疏风止痒、疏散外邪；红枣、乌梅为佐，补气养血，抑制过敏反应。

菟丝子

菟丝从长风，根茎无断绝。
无情尚不离，有情安可别。
　　　　——汉代绝句

【轶事珍闻】

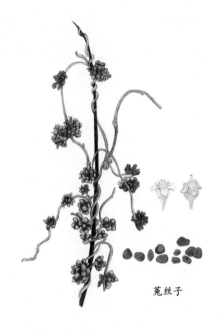

菟丝子

纤细的菟丝子必须攀附在其他植物上，依靠其他植物的养分才能生存，因而古往今来常被用作闺阁怨女的象征，琼瑶的早期作品《菟丝花》更是让菟丝子的柔弱无依家喻户晓。然而，菟丝子并不像表面那么不堪一击，它在大多数环境都能生存，如杂草般生命力顽强，在药用上也有相当的地位。

关于菟丝子有这样一个传说：从前，江南有个养兔成癖的财主，雇了一名长工为他养兔子，并规定，如果死一只兔子，要扣掉他1/4的工钱。有一天，长工不慎将一只兔子的脊骨打伤了。他怕财主知道，便偷偷把伤兔藏进了豆子地。事后，他却发现伤兔没有死，伤也好了。为探个究竟，长工又故意将一只兔子打伤放入豆子地，并细心观察，他看见伤兔经常啃一种缠在豆秸上的野生黄丝藤。长工大悟，原来是黄丝藤治好了兔子的伤。于是，他便用这种黄丝藤煎汤给有腰伤的爹喝，爹的腰伤也好了。又通过几个病人的试用，长工断定黄丝藤可治疗腰伤病。不久，这位长工辞去了养兔的活计，当上了专治腰伤的医生。后来，他把这药干脆就叫"兔丝子"。由于它是草药，后人又在兔字上面冠以草字头，便叫成了"菟丝子"。

【典籍记载】

《神农本草经》：味辛，平。续绝伤，补不足，益气力肥健，汁，去面（黑干）。久服明目，轻身延年。

《名医别录》：味甘，无毒。主养肌，强阴，坚筋骨，主治茎中寒，精自出，溺有余沥，口苦，燥渴，寒血为积。

《本草纲目》：辛、甘，平，无毒。

《本草从新》：甘辛而温。凝正阳之气，入足三阴。强阴益精，温而不燥。治五劳七伤，溺有余沥，寒精自出，口苦燥渴，寒血为积。祛风明目，止泻进食。补卫气，助筋脉，益气力，肥健人，为调元上品。

【营养价值】

"菟丝子"，又名无娘藤、豆寄生、黄藤子、萝丝子等，为旋花科植物菟丝子的种子，它是一种生理构造特别的寄生植物，其细胞组成中没有叶绿体，利用爬藤状构造攀附在其他植物上吸取养分以维生。

菟丝子性味辛，甘，平，无毒，可补肾益精、养肝明目、安胎止泄，适用于肝肾不足的腰膝筋骨酸痛、腿脚软弱无力、阳痿遗精、呓语、小便频数、尿有余沥、头晕眼花、视物不清、耳鸣耳聋以及妇女带下、习惯性流产等症。

菟丝子与鹿茸、附子、枸杞子、巴戟天等配伍，能温肾阳；与熟地、山萸肉、五味子等同用，可滋肾阴；与熟地、车前子、枸杞子配伍，滋肾、养肝、明目。与石莲子、茯苓、山药配伍，健脾止泻；与黄芪、党参、白术同用，可益气健脾，对脾虚食少、大便不实者有很好的效果。

现代研究表明，菟丝子含生物碱、蒽醌、香豆素、黄酮、甙类、甾醇、鞣酸、糖类及锶、钼、钙、镁、铁、锰、锌、铜等微量元素和多种氨基酸，具有保肝、助阳和增强性活力、治疗不孕不育、增强抵抗力、调节分泌、降低心率和血压、抑制中枢神经系统、延缓白内障形成、抗肿瘤、抗病毒、抗炎的作用。

乌梅

任君百计相薰炙，本性依然带点酸。
——宋·李龙高 《乌梅》

【轶事珍闻】

酸梅汤酸酸甜甜、清凉解暑，是老北京传统的消暑饮料，它的原料就是乌梅、山楂、桂花、甘草、冰糖。在炎热的夏季，老北京多数人家都会买乌梅来自行熬制，放点冰糖去酸，冰镇后饮用。以前在北京，常常有老人手拿两个小铜碗弄出声响吸引人的注意，边走边卖。据说乾隆皇帝茶前饭后都喝酸梅汤。无论史料记载还是宫廷画家的影像记录都表明乾隆皇帝一生都是一副清瘦的身材，且瘦而有神，这可能与常饮酸梅汤有关系。在日本，乌梅也备受推崇，在镰仓时代的封地战争中，日本武士就是靠食用乌梅来抵挡疲劳。

【典籍记载】

《本草纲目》：酸，温、平、涩，无毒。敛肺涩肠，止久嗽泻痢，反胃噎膈，蛔厥吐利，消肿涌痰，杀虫，解鱼毒、马汗毒、硫黄毒。

《本草汇》：定嗽定渴，皆由敛肺之热，止吐止痢，尽是固肠之力。化痰生津，安蛔清热，蚀恶肉而至速，消酒毒以清神。

《本草从新》：酸涩而温脾胃。血分之果。涩肠敛肺，止血涌痰，消肿解毒，生津止渴，醒酒杀虫。

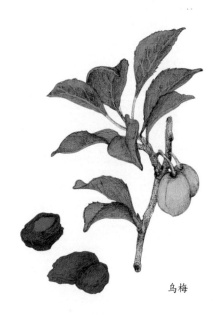

乌梅

【营养价值】

乌梅是蔷薇科李属植物梅的近成熟果实，夏季果实近成熟时采收，低温烘干后焖至色变黑。中医认为，乌梅可敛肺止咳、涩肠止泻、止血、生津、安蛔，主治肺虚久咳不止、久泻久痢、尿血便血、崩漏、虚热消渴、蛔厥腹痛、疮痈胬肉。

梅果肉含有较多的钾，用乌梅制作的酸梅汤，可防止汗出太多引起的低钾现象，如倦怠、乏力、嗜睡等，是清凉解暑生津的良品。据现代研究，乌梅具有软化血管、推迟血管硬化、促进血液流动量正常化、防老抗衰的作用。乌梅里的柠檬酸能帮助吸收维生素和酵素，还能预防疾病及消除疲劳。

【答疑解惑】

乌梅食用有什么宜忌?

乌梅适宜虚热口渴、纳呆食少、胃酸缺乏（包括萎缩性胃炎胃酸过少者）、消化不良、慢性痢疾肠炎之人食用，孕妇妊娠反应强烈也可以食用少量乌梅缓解。有胆道蛔虫的人也可食用乌梅。

感冒发热、咳嗽多痰、胸膈痞闷、菌痢、肠炎的人不能吃乌梅。妇女正常月经期以及怀孕妇人产前产后也不宜食用乌梅。

雪梨

几共查梨到雪霜，一经题品便生光。

——宋·苏轼 《浣溪沙》

【轶事珍闻】

中国食用梨的历史久远，著名的"孔融让梨"体现了谦让的美德，更让我们知道，至少自汉代以来梨就是人们经常食用的水果。

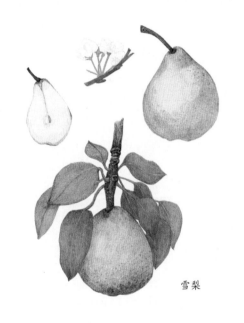

雪梨

雪梨是梨的大家族中药用价值较高的一种，它的梨肉嫩白如雪，梨汁丰盈甘甜。传说雪梨是张果老从天上带来的。张果老在与柴王爷试完工匠祖师鲁班修建的赵州桥后趁便逛赵州城，谁知城中很多人患了咳嗽病。神仙悲天悯人，张果老听到一路咳嗽不断，就想帮助世人治病。他回天上询问铁拐李如何治世人的咳嗽病，铁拐李告诉他用王母的仙梨熬水给人喝可治此病。张果老请求王母赐仙梨于他救人，王母不肯，他便趁王母不在，偷了仙梨来到人间。张果老正在为百姓医治的时候，王母发现仙梨被窃，派天兵前来追拿。迫于无奈，张果老就抢在天兵到来之前把仙梨种下，并告诉人们熬制梨水的方法。见仙梨治疗咳嗽有奇效，赵州的百姓开始广泛种植这种梨树，并且每逢秋冬天气干燥时便熬梨水喝。因仙梨果肉洁白如雪，百姓称它为"雪花梨"。

用雪梨熬制的雪梨膏也具有滋阴润燥的良好效果。传说有一次唐武宗得了一种病，口干面燥，心热烦闷，寻遍天下名医来调治，也始终不见好转。后来，青城山邢道人路过京城，被召入宫诊治。邢道人按上方熬制成雪梨膏，唐武宗服了以后果然痊愈，于是雪梨膏随邢道人一起名声大振。雪梨膏从此兴盛起来，用雪梨治病的故事也流传至今。

【典籍记载】

《食疗本草》：寒。除客热，止心烦。

《本草纲目》：甘，微酸，寒，无毒。润肺凉心，消痰降火，解疮毒、酒毒。

《本草从新》：甘，寒，微酸。凉心润肺，利大小肠，止嗽消痰，清喉降火，除烦解渴，润燥消风，醒酒解毒。

【营养价值】

梨酸甜适口，汁多爽脆，醇香怡人。中医认为梨味甘、微酸，性凉，归肺、胃经，有生津止渴、宽胸除烦、滋阴降火、泻热化痰、润肺止咳诸功效，适用于热咳或燥咳、热病津伤，或酒后烦渴、消渴等。

现代研究表明，梨含有蛋白质粗纤维，钙、铁、磷等微量元素和B族维生素、维生素C、胡萝卜素，以及苹果酸、柠檬酸等有机酸。其所含的配糖体及鞣酸等成分，能祛痰止咳，对咽喉有养护作用；果胶含量很高，可助消化、通利大便；富含B族维生素，能保护心脏、减轻疲劳，增强心肌活力，降低血压；糖类物质和多种维生素，易被人体吸收，增进食欲，对肝脏具有保护作用。常食梨能使血压恢复正常，改善头晕目眩等症状；还能防止动脉粥样硬化，抑制致癌物质亚硝胺的形成。煮熟的梨有助于肾脏排泄尿酸和预防痛风、风湿病、关节炎。此外，梨皮和梨叶、花、根也均可入药，有润肺、消痰、清热、解毒等功效。

雪梨是白梨、沙梨、秋子梨等的果实，能清热生津、润燥化痰，用于咳嗽痰黄难咯、热病口渴、大便干结、饮酒过度等症。

亚麻籽油

在陆地上，没有比亚麻籽油更补脑的食物。
——西木、金玮 《营养革命Ⅱ 露卡素有机生活》

【轶事珍闻】

贫穷与愚昧是一对孪生兄弟，然而国家级贫困县——甘肃会宁却出现了"反常现象"。地处中国西北内陆黄土高原腹地的会宁，2003年农民年纯收入仅为1361元，至今也才刚刚解决温饱。但从1977年恢复高考制度以来，会宁已向全国输送大学生7万余人，其中博士1000多人，硕士5000多人，全县一门"双博士"的近20家。若再往前追溯，明、清两代，会宁共考取进士20名，举人113名，居甘肃全省各县之首。"状元故里、博士之乡"与穷乡僻壤的贫困县形成了巨大的反差，让人惊叹不已。

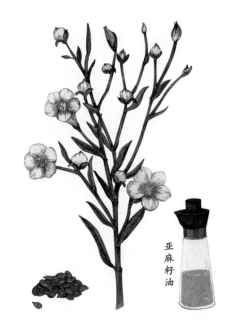

亚麻籽油

固然，这里文风昌盛，政府也非常重视教育，但领导重视、家长支持、学生勤奋，这在其他许多地方并不鲜见。在会宁这样的贫困地区，老百姓没有那么多精米白面、大鱼大肉，更没有城里孩子的智力玩具、滋补营养，为何苍天独独不负会宁人的苦心？他们的"大脑营养食谱"又是什么？

会宁盛产多种小杂粮，有"中国小杂粮之乡"的美誉；会宁还是"中国肉羊之乡"；更为重要的是，会宁有很多胡麻籽油的生产企业，加工胡麻籽油，主要供当地居民食用。胡麻籽即亚麻籽，胡麻籽油即亚麻籽油。北京大学公共卫生学院营养与食品卫生学系林晓明教授、中国食品科技学会专家委员会副主任黄圣明教授在得知会宁人几乎每天都在吃亚麻籽油这一事实的时候，几乎是在第一时间做出了同样的反应：亚麻籽油中富含 $\Omega-3$ 脂肪酸，具有增强智力、提高记忆力、保护视力、改善睡眠等功能，在脑发育过程中被公认为具有重要意义。亚麻籽油堪称"学生食品"或"知识分子食品"。"会宁现象"

的秘密，原来与当地祖祖辈辈食用富含 $\Omega-3$ 脂肪酸的亚麻籽油这种超级补脑、健脑的食物密不可分。

成功来自勤奋，聪明源于营养。在智力发育这一不间断的过程中，除遗传因素外，最重要的就是营养。从母亲怀孕到孩子成长到 17 岁，其间的饮食营养对大脑发育最关键。在整体营养状况处于中下水平的会宁，正是日常食用的亚麻籽油赋予孩子们得天独厚的营养，大脑所需要的营养素几乎一样也不缺乏，而且非常富足。亚麻籽油成就了会宁"状元乡"的美名！

【典籍记载】

《名医别录》：微寒。利大肠，胞衣不落。

《本草纲目》：甘，微温，无毒。

《本经逢原》：微温，无毒。亚麻性润，入阳明经，专于解散风热湿毒。

【营养价值】

亚麻籽又称胡麻籽，是亚麻科亚麻属的一年生或多年生草本植物亚麻的种子。亚麻籽油是亚麻籽榨取的油类，作为重要的油料作物，亚麻籽在华北、西北普遍种植，是内蒙古、甘肃、山西等地主要的食用油来源。亚麻籽及亚麻籽油的药食两用历史悠久，早在公元前 650 年，古希腊医药之父——希波克拉底就记载了亚麻籽的医药用途。诺贝尔奖得主阿尔伯特·施曾策曾亲身使用并强力推荐亚麻籽油。运用亚麻籽及亚麻籽油成功治疗各种炎症、疼痛、关节炎、心脏病、糖尿病、癌症和抑郁症的病案中外均有记载。

亚麻籽油被认为是陆地上最补脑的天然食物，是陆地上 $\Omega-3$ 不饱和脂肪酸含量最丰富的植物油，被称为"液体黄金"，对婴幼儿的智力发育、青少年提高记忆力、中老年健脑以及预防老年痴呆具有重要的作用。亚麻籽油含 90% 以上不饱和脂肪酸，其中具有多种保健功能的 α-亚麻酸含量高达 45% 以上。$\Omega-3$ 属于"必需不饱和脂肪酸"，对人体极其重要，但人体自身无法合成，必须通过体外摄取。$\Omega-3$ 中的重要成分——α-亚麻酸能降低甘油三酯、总胆固醇和低密度脂蛋白胆固醇，预防血小板聚集，减低血黏度，舒张血管，减少血栓，保持血管弹性，预防冠状动脉痉挛和血栓形成，减少心脑血管疾病的发生。α-亚麻酸在进入人体后，进一步转化为 EPA（血管清道夫）和 DHA（脑黄金），具有抗肿瘤、抗血栓、降血脂、营养脑细胞、调节植物神经等作用。人类大脑组织中的主要成分为脂类物质，α-亚麻酸约占其总量的 20%，而人视网膜的脂类物质中约有 40% 的成分为 α-亚麻酸，因此，α-亚麻酸除了具有抗衰老、预防老年痴呆的作用外，还可增加脑细胞和视网膜 DHA 及磷脂含量，高度增强脑神经功能、保护视力。

亚麻籽油中还含有维生素 E、钾、锌等多种微量营养素。维生素 E 是一种强有效的自由基清除剂，有延缓衰老和抗氧化的作用，大量的临床试验都已证明，维生素 E 具有抗氧化、抗衰老、预防心脑血管疾病以及增强人体免疫力等生理功能。亚麻籽油中钾的含量比高钾食物橙子、花生仁、虾米的含量高出很多，钾与维持人体正常血压有关。锌是人体必需的微量元素，对维持人体正常的生理功能具有重要作用。此外，亚麻籽油的非皂化物为 8.26%，说明在亚麻籽油中还存在数量可观的高级脂肪醇、甾醇和羟类等。

【科学实验】

营养价值实验

解放军总医院营养科微量元素研究室在研究中发现，亚麻籽油能够有效控制正常生长期大鼠血清甘油三酯、胆固醇及血糖水平，降血糖和降脂效果极为显著。亚麻籽油具有较强的抗脂质过氧化作用。由此可见，亚麻籽油的脂肪酸构成比有益于健康，是很好的食用油资源[1]。

改变摄入机体组织中的脂肪酸模式

人体或动物摄入亚麻籽油后，其组织中的脂肪酸组成会产生有利于机体健康的变化。Riediger ND 等给高脂饮食小鼠饲喂亚麻籽油以降低摄入饮食中的 $\Omega-6 : \Omega-3$ 脂肪酸的比例，研究表明，小鼠组织中的 EPA 和 DHA 含量均得到增加。Francois CA 等研究结果表明，7 名妇女每天摄入 20g 亚麻籽油，持续四周后，其乳汁、血浆和红血球中 ALA、EPA 和 DPA 的含量均有显著增加。Harper CR 等研究结果也表明，每天从亚麻籽油中摄入 3g ALA 可以使患有慢性疾病的非洲裔美国人血液中的 EPA 和 DPA 分别增加 60% 和 25%[2]。

降血脂与降胆固醇活性

大量的动物和人体试验证明，$\Omega-3$ 脂肪酸具有显著的降低血清中甘油三酯和胆固醇的作用，其作用机理一般认为，摄入 $\Omega-3$ 脂肪酸后，抑制了体内载脂蛋白 B 的合成以及低密度脂蛋白胆固醇和甘油三酯的清除。Rallidis LS 等研究结果表明，血脂异常病人每天摄入 15 mL 的亚麻籽油，可显著增加 C- 反应蛋白（C-reactive protein, CRP）、血清淀粉样蛋白（Serum Amyloid A, SAA) 和白介素 -6 的浓度，而降低胆固醇含量，因此其抑制炎症作用可认为是亚麻籽油对心脑血管疾病起到一级预防和二级预防作用的机制之一。Chilton FH 等在一篇综述中也认为亚麻籽油可通过调节炎症病变，而起到预防心脑血管疾病和哮喘的作用[3]。

降血压功能

Paschos GK 等在患有高血脂的中年人膳食中分别添加了亚麻籽油和红花油，观察其血压变化并对试验结果进行显著性分析表明，添加亚麻籽油可显著降低其舒张压和收缩压。Singer P 等研究结果表明，高血压病人食用亚麻籽油可降低血压和抑制应激反应[4]。

【答疑解惑】

如何食用亚麻籽油效果更好？

亚麻籽油中的营养成分不耐高温，容易氧化，因此最好不要高温烹调或煎炸食物，可参考下面的提示食用：

（1）冷榨亚麻籽油可用于凉拌蔬菜、调制色拉、淋在汤中或在炒菜出锅前淋入作为明油使用。在调制色拉或凉菜调味汁时，冷榨亚麻籽油可与各类色拉酱、香油、辣椒油、花椒油、大蒜油以及芥末油混配，并很好地保持上述调料油的原有味道；

（2）冷榨亚麻籽油与液体乳酪、酸奶或甜炼乳混合，再配以葡萄干、干果颗粒等配料，制出的甜品风味极佳，且利于人体对钙、天然维生素 E 和维生素 A 的消化吸收；

（3）每日直接食用 1 勺（6~8 毫升）冷藏保鲜的冷榨亚麻籽油，长期坚持即可收到良好效果。如果将该油与纯净水或与蜂蜜、椰乳、果茶等风味浓郁的饮品混合食用，口感更好；

（4）冷榨亚麻籽油可与适量花生酱、可可酱、椰酱等混匀后涂抹在面包片上食用；

（5）冷榨亚麻籽油可与其他食用油按 1∶4 的比例预混进行低温烹饪，预混用量建议以一周到十天用完为宜。

亚麻籽油保存有哪些注意事项？

亚麻籽油蕴含大量生物活性成分，如天然维生素 E、α-亚麻酸等，这些活性成分对热和光十分敏感，高温加热和强光曝晒会破化它们结构与功能的稳定性，导致油的颜色变淡、生物活性降低，影响食用效果，容易变质。因此储存时应尽量避免阳光曝晒，开瓶后尽快将瓶盖拧紧，置于阴凉避光处保存，并且短期内尽快吃完。

冷榨亚麻籽油低温状态下出现絮状沉淀，是不是变质了？

冷榨亚麻籽油是多种成分的混合体，不仅包括饱和脂肪酸和不饱和脂肪酸，还含有少量蛋白质甚至核酸类成分，各成分的凝固点并不相同。一般来说，亚麻籽油中含有10% 左右的饱和脂肪酸，其凝固点相对较高，在低温下易发生絮状沉淀，属正常现象。置于温度略高的房间内油品即可恢复清亮透明。

为什么亚麻籽油味道微苦？

采用低温冷榨方式压榨制取的亚麻籽油，在压榨过程中，有很多营养成分析出，如黄酮类化合物、皂甙等，这些营养成分活性高，味道偏苦，但是具有很好的清火、除燥、降血脂、降血糖、抑制肿瘤等作用，这也充分体现了亚麻籽油的自然特色。所以味道微苦属正常现象。如果产品出现哈喇味，则可能变质，不宜食用。

参考文献：

[1] 丛涛、赵霖、鲍善芬、李珍、邹海民：《低温冷榨亚麻籽油对生长期大鼠营养生理功能的影响》，《中国食物与营养》，2009 年第 9 期，第 51-54 页。

[2][3][4] 邓乾春、禹晓、黄庆德、黄凤洪、钮琰星、郭萍海、刘昌盛：《亚麻籽油的营养特性研究进展》，《天然产物研究与开发》，2010 年，第 22 卷，第 715-721 页。

薏苡仁

伏波饮薏苡，御瘴传神良；
能除五溪毒，不救谗言伤。
——宋·苏轼 《咏薏苡》

【轶事珍闻】

碧绿的叶片上，花苞口伸出紫色的触须，农村的孩子们都知道，这是薏苡开花了，在凉爽的秋季到来时，就会有累累果实结出。野生的薏苡外壳坚硬，闪烁着瓷器般的光芒，去芯连线可作为佛珠串，故被称为"菩提子"。而人工栽培的薏苡谷壳极薄，脱去外壳后，就是晶莹的薏苡仁。因为外观美丽，薏苡仁被文人们誉为"明珠"，更有着"一斛明珠薏苡秋"的美好意境。

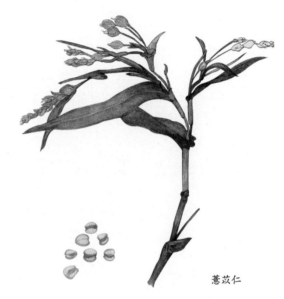

薏苡仁

东汉初期，战功显赫的伏波将军马援领兵到南疆打仗，很多军中士卒生了病。当地民间有种用薏苡仁治瘴的方法，用后疗效显著。马援在班师回朝时，就特意带回了一车薏苡籽，准备用作种子来种植。

薏苡仁不仅生得一副好相貌，对美容养颜更有奇效。相传古代有一位长了赘疣的妇女，在给当郎中的丈夫制造薏苡仁酒时，常偷偷品尝。天长日久，不仅颈部的赘疣不知不觉消失，就连脸上的皱纹也没有了，显得十分年轻。作为传统的美肌艳肤食物，一直以来，薏苡仁都受到医家和女性的青睐。

著名词人辛弃疾也与薏苡仁有着莫大关系。据说有一次他患上了疝气一类的疾病，百医无效，痛楚万分。后来有个道人传授了一个秘方，让他把薏苡仁用黄壁土炒过，煮成粥服用。他依言照办，效果非常好，病愈之后不禁感慨万分说道："吾弃疾矣！"

【典籍记载】

《神农本草经》：味甘，微寒。治筋急拘挛，不可屈伸，风湿痹，下气。久服轻身益气。

《名医别录》：无毒。主除筋骨邪气不仁，利肠胃，消水肿，令人能食。

《食疗本草》：平。去干、湿脚气，大验。

《本草纲目》：甘，微寒，无毒。健脾益胃，补肺清热，祛风胜湿。炊饭食，治冷气。煎饮，利小便热淋。

【营养价值】

薏苡仁，别名菩提珠、回回米、草珠等，是禾本科植物薏苡的干燥成熟种仁。薏苡仁是中国食用最早的粮食之一，其药用历史也相当悠久，《神农本草经》将之列为上品。它性味甘淡凉寒，有利水消肿、健脾渗湿、除痹止泻、清热排脓等功效，用于泄泻、湿痹拘挛、小便不利，水肿、脚气、肠痈、肺痈、脾虚泄泻等症。

薏苡仁含脂肪油、淀粉、薏苡仁酯、薏苡仁内酯、薏苡多糖和氨基酸、维生素 B_1 等营养成分，薏苡仁甲醇、乙醇及丙酮提取物对癌细胞有明显抑制作用。薏苡仁脂肪油能使血清钙、血糖量下降，并有解热、镇静、镇痛作用。此外，薏苡仁还有抗炎、抑制骨骼肌的收缩、降血钙、提高机体免疫能力等作用。

在美容方面，薏苡仁是常用的利水渗湿佳品，常食可以保持人体皮肤光泽细腻，消除粉刺、雀斑、老年斑、妊娠斑、蝴蝶斑，对皮屑、痤疮、皲裂、皮肤粗糙等都有良好疗效。它还有吸收紫外线的能力，其提取物加入化妆品中还可达到防晒和防紫外线的效果。此外，薏苡仁还具有营养头发、防止脱发、使头发光滑柔软的作用。

【答疑解惑】

如何区分草珠子和薏苡仁?

草珠子和薏苡仁同是禾本科薏苡属，两者功效类似，但草珠子药用价值远不如薏苡仁。草珠子产量较大，同样肥力的土地上，草珠子比薏苡仁个头大，但光靠大小无法辨别。竖着放的话，薏苡仁的果仁高大于宽；草珠子的果仁宽大于高。

淫羊藿

及言有灵药，近在湘西原。
服之不盈旬，蹩躄皆腾骞。
——唐·柳宗元 《种仙灵毗》

【轶事珍闻】

淫羊藿是一味强阳补肾的中药，具有很高的药用价值。据记载，南北朝时的著名医学家陶弘景是个对中医药有执着追求的人。一天采药途中，他忽然听到一个老羊倌对旁边的人说，有种生长在树林灌木丛中的怪草，高达一两尺，公羊啃吃了以后，阴茎很容易勃起，与母羊交配次数也明显增多，而且阳具长时间坚挺不痿。说者无心，听者有意。陶弘景暗自思忖：这很可能就是一味还没被发掘的补肾良药。于是，他不耻下问，虚心向羊倌请教，又经过反复验证，证实这野草的强阳作用果然不同凡响，后将此药载入药典，并由此命名"淫羊藿"。

唐代著名文学家、政治家柳宗元曾被贬到偏僻贫困的永州，由于生活条件恶劣，他到任不久就疾病缠身，双腿无力。一位经验丰富的药农让他用"灵毗"治疗腿疾。于是，柳宗元找到这种草药，亲自栽种、采摘和加工，按时服用，结果真的治愈了自己的顽疾。

"灵毗"就是淫羊藿，具有补肾壮阳、强筋健骨、祛风除湿的功效，对肾阳虚所致的下肢无力、行走困难等症状的疗效明显。

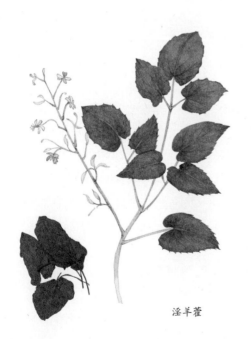

淫羊藿

【典籍记载】

《神农本草经》：味辛，寒。治阴痿、绝伤、茎中痛，利小便，益气力，强志。

《名医别录》：无毒。主坚筋骨。消瘰疬，赤痈；下部有疮，洗出虫。

《本草纲目》：味甘气香，性温不寒，能益精气，乃手足阳明、三焦、命门药也，真阳不足者宜之。

《本草从新》：入肝肾，补命门，益精气，坚筋骨，利小便。

【营养价值】

淫羊藿又名灵毗、三枝九叶草、仙灵脾、牛角花、三叉风、羊角风、三角莲。中医学认为，淫羊藿性味辛甘、温，有补肾阳、强筋骨、祛风除湿的功效，可用于治疗阳痿遗精、筋骨痿软、风湿痹痛、麻木拘挛等症。以传统白酒和黄酒为酒基，将淫羊藿与松花粉、黄芪等益气温阳食材配伍，可温补脾肾阳气，同时加以熟地黄、枸杞等滋阴食材益精填髓、滋阴养血，可发挥温阳固元，缓解体力疲劳的作用。

经现代研究证实，淫羊藿具有雄性激素样作用。它通过促进精液分泌，使精囊充满精液后，反过来又能刺激感觉神经，从而激发性欲而致阴茎勃起。同时，淫羊藿还可以抑制血管运动中枢，扩张周围血管，使血压下降；能镇咳、祛痰、平喘；对脊髓灰质炎病毒、白色葡萄球菌、金黄色葡萄球菌等也有显著的抑制作用。

【科学实验】

对骨骼系统的影响

通过组织形态学观察，运用骨计量学技术，对淫羊藿促进骨折愈合的作用进行实验，结果表明，淫羊藿在骨折早期能促进骨折处血肿机化吸收、软骨钙化、骨痂生长及外骨痂桥接；后期能促进骨痂改建，使板层骨提早出现和髓腔再通。淫羊藿有促进骨痂生长、提高成骨细胞的活性和数量、促进骨基质钙化、提高破骨细胞活性和数量、加速骨痂的改建的作用[1]。

保护心脑血管作用

通过淫羊藿总黄酮对肾上腺素能受体阻断作用研究表明，淫羊藿总黄酮能明显地拮抗异丙肾上腺素对心房肌的正性肌力和正性频率的作用。淫羊藿可以增加心输出量，减少外周阻力，减少心脏负荷，增加外周器官的血液灌注，维持较长时间的心血管系统兴奋状态，这种效用可保证运动员充足的血氧供应，对提高运动耐力、加速身体机能及各项指标的恢复也具有良好的作用。

采用微量血凝法，测定黄芪多糖、淫羊藿多糖、淫羊藿总黄酮对 NDV 血凝性的影响，结果表明，淫羊藿总黄酮可以降低血小板和红细胞聚集反应，延长凝血酶原的时间，降低全血黏度，从而抑制血栓的形成。有利于血瘀的消除和防止血瘀产生，能调节整体和局部的有机结合，对防治心脑血管疾病和延缓衰老等均有良好的作用[2]。

抗氧化作用

研究淫羊藿中 20 种黄酮单体成分的抗氧化作用，结果显示，其中 8 种成分能不同程度地抑制脂质过氧化，其中以金丝桃甙最为明显，其抑制率高达 70.98%。实验证明，金丝桃甙能阻断钙离子内流激发超氧化物歧化酶，拮抗体内自由基的氧化，对动物脑梗塞

有明显的保护作用 [3]。

抗肿瘤作用

淫羊藿次苷对 3 种肿瘤细胞均有不同程度的抑制作用，其中，对人鼻咽癌 KB 细胞的抑制程度最高，抑制率达 89.7％，对人白血病 K562 细胞抑制率达 78.2％，对 HL-60 细胞的抑制率亦达 59.6％。结果表明，淫羊藿次苷 II 有较好的抗癌活性 [4]。

参考文献：

[1][2][3][4] 倪静：《淫羊藿与运动能力》，《四川体育科学》，2006 年 3 月第 1 期，第 30-32 页。

蛹虫草

喓喓草虫，趯趯阜螽。

未见君子，忧心忡忡。

——先秦·《诗经》《虫草》

【轶事珍闻】

我国虫草入药食养的历史悠久，据说武则天晚年体衰多病，咳嗽不止，稍感风寒便病情加重，尤其是冬季，不敢轻易走出寝宫。太医为治疗她的病，什么贵重的药品都用过，但就是不见疗效。跟随武则天多年的御膳房康师傅，看在眼里，急在心上。他记得家乡的老人常用虫草炖鸡滋补身体，想给武则天试试。鸡是发物，有可能引起老病复发，于是康师傅用鸭子取而代之。鸭子炖好后，康师傅端给武则天品尝。不料武则天见汤里有黑乎乎的似虫非虫的东西，疑惑不解，还认定是康师傅要害她，要以谋杀罪处之。但念其以往没有过失，将其打入了大牢，没有当即问斩。御膳房的李师傅与康师傅是同乡好友，非常同情康师傅的遭遇。他想只有用虫草治好武则天的病，才能还康师傅的清白。

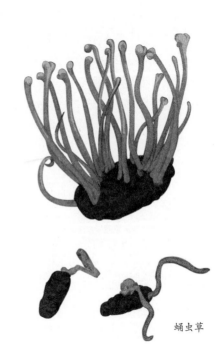

蛹虫草

一天，李师傅一边摘鸭子身上的毛，一边琢磨怎样用虫草炖鸭子，既使鸭子有营养，又看不见黑乎乎的东西。他想来想去，终于想出了个好办法——他扒开鸭子的嘴，把六十根虫草塞了进鸭肚里，再将其放进锅里炖起来。武则天觉得鸭子炖的汤，味道鲜美，一天两次，此后每天喝两盅虫草炖的鸭汤。一个多月后，武则天的气色好转，不再咳嗽了，宫廷上下都为她的健康高兴。

一天，武则天心情怡悦，邀请监察御史吃饭。李师傅端上了虫草鸭汤，武则天说："我的身体恢复得很好，得益于这道汤。"监察御史尝了一勺，果然味道极佳。席间，武则天问监察御史如何处理康师傅谋杀案，这时李师傅斗胆抢说了几句话说："康师傅的鸭汤里，那黑乎乎的东西是虫草。康师傅之所以这样做，全是为了给武皇补身子……"李师傅现身说法，把制作虫草炖鸭汤的整个过程原原本本地向武则天和监察御史做了表述，之后，从鸭子的肚子里取出了黑乎乎的虫草。武则天吩咐马上把康师傅放了出来，为她专做"虫草全鸭汤"。从此，"虫草全鸭汤"这道既能佐餐，又能治病的名菜身价百倍，成了膳房一道名菜，传遍了宫廷，后传到民间，1000多年来，盛行不衰。

【典籍记载】

《中华药海》：蛹草，别名北冬虫夏草，性味甘、平，入肺、肾二经。功效主治：益肾补阳，本品甘平，补肾阳，益精髓，用治肾阳不足，髓海空虚，眩晕耳鸣，健忘不寐，腰膝酸软，阳痿早泄等症。止血化痰，本品即补肾阳，有益肺阴，保肺益肾，秘经益气，对肺肾不足、久咳虚喘、劳嗽痰血者有，较好疗效。

【营养价值】

蛹虫草也叫蛹草或北冬虫夏草，简称北虫草，俗名不老草，是虫、菌结合的药用真菌，现代珍稀中草药。蛹虫草是由子座（即草部分）与菌核（即虫的尸体部分）两部分组成的复合体。冬季幼虫蛰居土里，菌类寄生其中，吸取营养，幼虫体内充满菌丝而死。到了夏季，自幼虫尸体之上生出幼苗，形似草，夏至前后采集而得。

蛹虫草的主要化学成分和营养成分都与冬虫夏草非常相似，具有很高营养价值。蛹虫草含有粗蛋白、氨基酸、脂肪酸、矿物质元素和多种维生素，如维生素 A、维生素 B_1、维生素 B_2、维生素 B_6、维生素 B_{12}、维生素 C、维生素 D_2、维生素 E、烟酸和胡萝卜素等。

蛹虫草重要的生物活性物质包括虫草素等核苷类、多糖类、虫草酸、超氧化物歧化酶（SOD）和硒等。虫草素主要有抗病毒、抗菌、抑制肿瘤生长等作用；虫草酸有预防治疗脑血栓、脑溢血、肾功能衰竭、利尿等作用；腺苷有抗病毒、抗菌，抑制血小板积聚，防止血栓形成，消除面斑，抗衰防皱等作用；虫草多糖具有提高免疫力，延缓衰老，扶正固本，保护心脏、肝脏等作用。

【答疑解惑】

蛹虫草与野生冬虫夏草有何异同？

冬虫夏草为野生，蛹虫草为生物技术人工培养。经中国科学院微生物研究所著名专家卯晓岚鉴定，培养的蛹虫草与冬虫夏草一样为子囊菌类的麦角菌目、麦角菌科、虫草属，又名蛹虫草、北冬虫夏草、北虫草。经检测，蛹虫草所含营养成分与生物活性物质及医疗保健效果同野生的冬虫夏草基本一致，甚至有些主要成分还要高出许多。据《中药大辞典》、《全国中草药汇编》记载，蛹虫草（北冬虫夏草）的子实体及虫体可替代冬虫夏草入药。吉林省蚕业研究院北方虫草检测中心所做的检测结果和白求恩医科大学基础医学院所做的《蚕蛹虫草药理作用的试验报告》表明，蛹虫草与野生冬虫夏草的营养组成和药理活性基本相同，而蛹虫草所含虫草素、SOD 酶及多种微量元素如硒、锌等均高于野生冬虫夏草。

【科学实验】

增强人体免疫功能及抗癌作用

研究表明，注射虫草素能直接抑制细胞分裂及抗癌，还可使宿主特异性免疫功能增强而获得明显的免疫保护效应。此外，虫草素对人鼻咽癌细胞的生长有抑制性作用，能显著提高巨噬细胞的吞噬功能，增强血清的溶菌能力 [1][2]。

有抗疲劳、耐缺氧、抗衰老的作用

蛹虫草提取液对肝匀浆脂质过氧化抑制率为 89.38%，与丹参的作用相近，其抗氧化强度是首乌补肾胶囊的 2~3 倍，能提高 SOD、GSH-PX 活性，明显降低 LPO 的含量。蛹虫草对老年性痴呆的有效率为 57.14%，明显优于维生素 E[3][4]。

参考文献：

[1] 孙艳：《人工蛹虫草子实体对荷肝癌小鼠的抑瘤作用及提高 NK, IL－Z 活性的研究》，《中国药业》，2002 年第 7 期，第 39 页。

[2] 江晓路：《北虫草菌 Y3 胞内与胞外多糖的免疫药理研究》，《青岛海洋大学学报》，1998 年第 2 期，第 192 页。

[3] 陶茶芬：《蛹虫草治疗老年性痴呆疗效观察》，《现代中西医结合杂志》，1999 年第 12 期，第 58 页。

[4] 沈齐英：《北虫草抗氧自由基和羟自由基作用的研究》，《广西植物》，2001 年第 3 期，第 252 页。

油茶籽油

一日不喝油茶汤，满桌酒菜都不香。
——民谚

【轶事珍闻】

《山海经》记载："员木，南方油食也。""员木"即油茶树。在连绵叠嶂的群山中，山茶果从开花到成熟，历经秋、冬、春、夏、秋五季之雨露，饱含天地灵气、日月精华，营养价值极高，而以油茶籽提取而成的油茶籽油则是"皇封御膳"用油。

相传在尧帝时期，中原地区洪水泛滥。作为当时部落首领的尧帝指挥治水积劳成疾，生命垂危之际，有中国"养生始祖"之称的彭祖根据自己的养生之道做了一道雉鸡汤。尧帝远远闻见香味，竟然翻身跃起，一饮而尽，次日容光焕发。此后尧帝每日都喝这道鸡汤，日理万机却百病不生。《彭祖养道》上曾记载："帝食，天养员木果籽。"雉鸡当时并不罕见，配料也无玄机，精华就在将一碗普通的鸡汤点水成药的"员木果籽"——茶籽。尧帝长寿的秘密也尽在这茶籽之中。

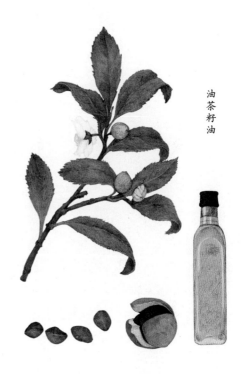

油茶籽油

油茶籽油与朱元璋还有一段不得不说的故事。元末年间，朱元璋被陈友谅军队追杀到一片油茶林，正在油茶林中采摘的老农急中生智，把朱元璋装扮成采摘油茶果的农夫，幸免一劫。老农见朱元璋遍体是伤，就用油茶籽油帮他涂上。不几天朱元璋就伤口愈合、红肿渐消。后来他在老农家休养一段时间，便秘又有好转，得知是每天吃油茶籽油的缘故。朱元璋登基后，将茶油赐封为"御膳奇果汁，益寿茶延年"。

清朝乾隆皇帝曾如此赞誉油茶籽油："本草天然，国色天香"，并写下"古道油香三千里，御道坊内养天年"的名句。后来，雍正皇帝到武陟视察，知县吴世碌以油茶进奉，雍正吃后大喜，称赞说"武陟油茶润如酥，山珍海味难媲美"，并传旨广开油茶馆。

美国心脏协会在现代饮食研究中发现,中国南部尤其是广西巴马、江西婺源等地是著名的长寿之乡。当地居民除了受益于良好的自然环境和健康的生活方式,还有一个共同的原因,就是他们以油茶籽油作为日常食用油。联合国粮农组织(FAO)10年前就将油茶籽油确定为重点推广的健康型高级食用油。美国白宫人类营养研究委员会主席西莫普勒斯博士经过对一系列油品的数据比对后,认为油茶籽油是"目前全世界完全符合国际营养标准的保健油"。

【典籍记载】

《农政全书》:茶油可疗痔疮、退湿热。

《本草纲目拾遗》:茶油可润肠、清胃、解毒、杀菌。

《随息居饮食谱》:茶油烹调肴馔,日用皆宜,蒸熟食之,泽发生光,诸油惟此最为轻清,故诸病不忌。

《贵州民族常用天然药物》:行气,润肠,杀虫。

【营养价值】

油茶籽油又名茶油、山茶油、茶籽油,取自油茶树的种籽。油茶籽油是我国最古老的木本食用植物油之一,油茶树至少要五年以上才能开花结果,油茶果生长周期需历经秋、冬、春、夏、秋五季,同株共茂,花果并存。中医认为,油茶籽油性平,祛火降脂,易被人体吸收,长期食用油茶籽油,能明目亮发、润肺通便、清热化湿、杀虫解毒、延年益寿,对儿童骨骼生长、产妇的身体复原、老年性便秘有很好的作用。

经测试,油茶籽油中不饱和脂肪酸高达90%以上,油酸达到74%~87%,亚油酸达到7%~14%,其单不饱和脂肪酸含量比橄榄油还高,居目前食用油之首。油茶籽油富含蛋白质维生素A、维生素B、维生素D、维生素E,山茶甙、茶多酚、皂甙、鞣质、角鲨烯等生物活性物质,钙、铁、锌等营养元素,其中被医学家和营养学家誉为"生命之花"的锌元素含量约是大豆油的10倍;维生素E的含量约是橄榄油的8倍。维生素E能消除人体自由基,调节免疫活性细胞,促进新陈代谢,提高人体免疫能力,延缓机体衰老。多酚类活性成分角鲨烯,有很好的富氧能力,可抗缺氧和疲劳,具有提高体内SOD、增强机体免疫力的功能,被确认有防治肿瘤的作用。山茶皂甙和山茶甙有双向调节免疫力、抗缺氧和抗疲劳、调节肾脏功能、溶血栓等作用。茶多酚是天然抗氧化剂,具有解毒和抗辐射作用,能有效地阻止放射性物质侵入骨髓,使锶90和钴60迅速排出体外,被健康及医学界誉为"辐射克星",在清除活性氧自由基、提高人体内酶活性、降糖降脂方面具有良好的效果。美国国家医药中心实验证实,油茶籽油中的茶多酚和山茶甙对降低胆固醇和抗癌也有一定的功效。

现代医学证明，油茶籽油在防治心血管疾病、调节胆固醇与血脂含量、降低血小板聚集率、预防血栓和动脉粥样硬化斑块形成方面有一定功效。上海医科大学曾用富含油酸的油茶籽油给高血脂人群食用，发现血脂明显下降，是一种很好的食疗用油。2004 年，联合国粮农组织（FAO）就将油茶籽油确定为重点推广的健康型高级食用油。中国卫生部在 2007 年 8 月发布的《防治血脂异常与心肌梗死和脑血栓知识要点》中特别推荐，"用橄榄油或茶籽油代替其他烹调用油"。

油茶籽油具有 200℃以上的高烟点，热稳定性强，高温加热时极少产生油烟凝雾、刺鼻气味和致癌物质，可减弱油烟对呼吸道的损害。油茶籽油能促进婴幼儿及儿童食欲，可利气、通便、消火、助消化，对促进骨骼等身体发育很有帮助。对老人而言，具有去火、养颜、明目、乌发、延缓衰老、长寿健康等功效，在日本、美国及中国台湾地区，油茶籽油被冠以"长寿油"的雅号。油茶籽油是孕妇产后最佳的补品，食用油茶籽油不仅可提高人体酶的活性，还可提高生育酚的分泌，改善体质，增加母体免疫力机能，从而提高母乳量，将更多的营养物质及免疫物质带给宝宝。油茶籽油具有"不聚酯"性，其富含的单不饱和酸与体内的脂肪分解酶发生作用，转化为能量，阻断脂肪生成，在预防产后肥胖方面非常有效。福建、台湾一带称油茶籽油为"产子油"或"月子宝"，将它用于调理孕妇身体。民间在产妇坐月子时，用油茶籽油鲫鱼汤增加母乳，如在怀孕期间就食用油茶籽油，则效果更好。油茶籽油还能抗紫外线，防止晒斑及减少皱纹，对黄褐斑、晒斑很有效果。油茶籽油富含天然维生素 E、茶多酚、角鲨烯等超强抗氧化剂，美容养颜、延缓衰老。

【答疑解惑】

油茶籽油为什么会出现低温絮状物或凝固现象？

部分食用油（花生油、亚麻籽油、油茶籽油、橄榄油等）因其特有的物理特性，在温度较低时易出现絮状物或凝固，这通常是正常的物理现象。纯净的液态植物油在存放温度低于其凝固点时都会自然凝固，区别只在于，不同食用油中脂肪酸的凝固点不同、同一温度下不同脂肪酸的凝固程度也不同。

油茶籽油凝固的温度与其脂肪酸比例和成分有关。各成分的凝固点和熔点都不一样，所以出现了在不同温度下凝固及溶解的现象。一般油茶籽油在 10℃以下开始凝固。其中饱和脂肪酸主要是棕榈酸和硬脂酸，而由于油茶籽油饱和脂肪酸中的硬脂酸含量较高，溶点可达 50 度以上，因此就算温度回升，油茶籽油还需要较长时间才能回到正常的澄清透明的状态，这是一个自然的物理过程。油茶籽油在低温下会由液态凝结为固态，也会在一定的温度下由固态全部融化为液态，这些都是物质的特性，不影响品质和口感。

余甘子

余甘吃了回味甜，老人吃了变少年。

——民谣

【轶事珍闻】

余甘子在佛经中经常出现，是佛教中一种重要的圣果。释迦牟尼说的有病没病、时不时都可吃的"五果"中就有余甘子。在对如来藏清净自性进行解说的九种譬喻中，其中第六喻即举余甘子为喻，如来说，善男子应当和余甘子一样，内实不会被毁坏，种到地里就会成长为大树之王。

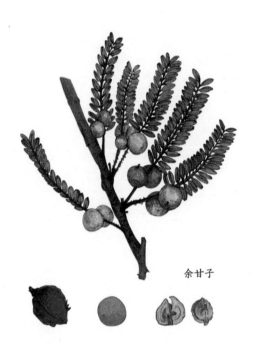

余甘子

在与佛教紧密相关的印度医学和藏医中，诃子、毛诃子、余甘子也有着极其重要的地位，三者共同组成三果药，有着非常广泛的医学用途。在印度医学史和藏药史的记载中，三果药被用于治疗热病和发烧、眼病、风性肿瘤、咳嗽、尿道病、皮肤病、黄病、呕吐，还可作长生药，令白发变黑。佛教寺庙大雄宝殿供奉的"横三世佛"之一——药师佛常以手托药钵的法相出现，他手里托着的药钵中就常放着这三果药。药师佛能为众生解脱疾苦，使重病之人延生续命，他的药钵中所盛的当然是无比灵妙的济世良药，余甘子的重要作用由此可见。

无独有偶，许多食品专家也把余甘子与猕猴桃、山楂并列称为我国三大高营养名牌水果。相传明朝正德皇帝下江南时，曾品尝过惠安南田的一株余甘子树的果实，并诰封为"皇帝甘"。这株余甘子的树龄已高达 600 多年，虽然清朝时被雷电劈成两半，但至今仍郁郁葱葱，而且每年结果。此树已被列为重点文物保护古树，前往参观的人络绎不绝，皆称其为"国宝"。闽南山区的几个长寿村中的山民，一直有食用余甘子果实的习惯。有些山民虽已年近 90 岁，但精神良好，能下地干活，几乎无人患有高血脂、高血压、脂肪肝、糖尿病、肥胖、癌症等疾病，这种现象让人惊奇不已。

【典籍记载】

《本草纲目》：甘，寒，无毒。解硫磺毒。

《广西特色中草药资源选编》：味苦甘涩，性凉。消热解毒，生津消滞。

《贵州民族常用天然药物》：清热利咽，润肺化痰，生津止渴。

【营养价值】

余甘子，别名庵摩罗、望果、油甘子、鱼木果、滇橄榄，为大戟科植物余甘子的果实，9~10 月果熟时采收晒干。余甘子是联合国卫生组织指定在全世界推广种植的 3 种保健植物之一。

在藏药中，余甘子占有重要地位，主治培根病、赤巴病、血病、高血压病等。中医认为，余甘子性味甘、酸、涩、凉，归肺、胃经，具有清热凉血、生津止渴、消食健胃、化痰止咳、保肝解毒等功效，常用于发热咳嗽、烦热口干、消化不良、慢性肝炎、肥胖、高脂血症、腹痛、维生素 C 缺乏等症。余甘子还有解金属毒作用。《本草纲目》载："李旬曰：为末点汤服，解金石毒。宗奭曰：黄金得余甘则体柔，亦物类相感相伏也，故能解金石之毒。"

余甘子果实富含鞣质，含量高达 30%~45%，另外，还含有槲皮素等黄酮类、生物碱类、萜类、甾醇和苷类、多种维生素等营养物质。其维生素 C 的含量高达 0.6%~0.92%，有时甚至可达 1.82%，约是苹果维 C 含量的 160 倍，约是柑橘含量的 100 倍，仅次于"维生素 C 之王"刺梨。余甘子还含有多种氨基酸，包括了人体所需的 8 种氨基酸。余甘子种子富含脂肪酸，包括亚麻酸、亚油酸、油酸、硬脂酸、棕榈酸、肉豆蔻酸等，并含有硒、锌、钙、磷、铁、钾等丰富的微量元素。

现代医学研究表明，50% 乙醇余甘子提取物能明显降低血清、胆固醇和脂质体，达到保肝效果。余甘子提取物可以改善肝脏组织病理损伤，减轻肝组织病理损害程度，促进肝细胞修复、抑制脂质过氧化反应、清除氧自由基，具有良好的保肝、护肝功能。余甘子提取物对急性肝损伤具有预防作用，对慢性肝损伤来说，具有保护肝细胞、减少肝损伤、抗肝纤维化的作用。

余甘子提取物对葡萄球菌、伤寒杆菌、副伤寒杆菌、大肠杆菌及痢疾杆菌均有抑制作用。余甘子提取物的丁醇部分有抗溃疡作用，能显著抑制急性炎症的发展，改善和缓解炎性症状。所以，余甘子对小儿腹泻具有良好的效果，尤其适用于小儿病毒性肠炎，对一般的细菌性肠炎有抗生素的效果。

【科学实验】

抑制乙肝病毒作用

实验发现，余甘子的提取物对对乙酰氨基酚、硫代乙酰胺所致的急性肝损伤具有预防作用，对 D- 半乳糖胺所致的急性肝损伤具有明显的保护作用，对四氯化碳引起的慢性肝损伤具有保护肝细胞、减少肝损伤、抗肝纤维化作用，并具有显著的抗 HBV 活性，对乙型肝炎病毒活性有抑制作用[1]。

抗菌、抗炎作用

上海中医学院附属龙华医院曾用余甘子复方制剂使长期谷丙转氨酶增高和丙种球蛋白异常的病人恢复正常，取得良好疗效。福建省惠安县医院利用余甘子单味制剂"余甘冲剂"治疗乙型肝炎，经肝功能检查和超声波检测，证实病人经一个月治疗后，总有效率达 89.9%[2]。

提升免疫功能

对余甘子提取物进行动物实验，结果表明，余甘子提取物能增加小鼠血清溶血素含量、增强小鼠巨噬细胞吞噬功能、改善迟发型变态反应，促进 T 淋巴细胞增殖，提高 NK 细胞活性，具有显著增强小鼠免疫功能的作用[3]。

【答疑解惑】

调理咽喉不适应如何入手？

调理咽喉不能只在咽喉出现不适时调理，而应该是力保咽喉不出现不适反应，最好的方式是通过治、养、防三部曲护理咽喉。所谓治，就是用寒凉之品清热泻火，抗菌消炎；所谓养，不是滋阴，而是酸甘生津，生津润喉，就是望梅止渴，口舌生津的意思。所谓防，就是预防咽喉不适的出现。因为咽喉是肺和胃的共同通道，所以，防止咽喉不适应该收敛肺气，健脾益气，简称健脾敛肺。在中医药性上酸涩可以健脾敛肺，因此，治、养、防应选择性味酸、甘、涩、凉的原料，余甘子、刺梨等皆为上选。

参考文献：

[1] 吉守祥、鞠怀强、向阳飞、李深、王一飞：《余甘子等 28 种藏药提取物体外抗乙型肝炎病毒的实验研究》，《中药材》，2011 年 3 月 25 日，第 438-440 页。

[2] 吴雪辉、谢治芳、黄永芳：《余甘子的化学成分和保健功能作用》，《中国野生植物资源》，2004 年 2 月 25 日，第 69-71 页。

[3] 崔炳权、何震宇、杨泽民、林元藻：《余甘子提取物对小鼠免疫功能的影响》，《时珍国医国药》，2010 年 8 月 20 日，第 1920-1921 页。

玉竹

妾有绣腰襦，葳蕤自生光。
——南朝·徐陵《玉台新咏·古诗为焦仲卿妻作》

【轶事珍闻】

古人认为，常吃玉竹可以轻身减肥。相传唐代有一个宫女，因不堪忍受皇宫生活逃出皇宫，躲入深山老林之中。无食充饥，便采玉竹为食，久而久之，身体轻盈如燕，皮肤光洁似玉。后来宫女与一猎人相遇，结庐深山，生儿育女，到60岁时才与丈夫子女回到家乡。家乡父老见她依然是当年进宫时的青春容貌，惊叹不已。据说西汉时汉成帝的皇后赵飞燕，入宫前就常吃玉竹。得益于玉竹的滋养，她身轻如燕，体态婀娜，肌肤如玉，因此获得皇帝宠爱，被立为皇后。

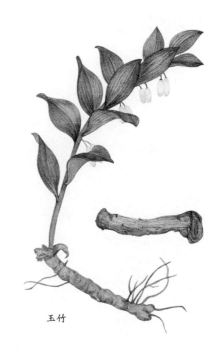

玉竹

【典籍记载】

《神农本草经》：味甘，平。治中风暴热、不能动摇、跌筋结肉、诸不足。久服去面黑鼾，好颜色，润泽轻身不老。

《名医别录》：主心腹结气，虚热湿度腰痛，茎中寒，及目痛眦烂泪出。

《本草纲目》：主风温自汗灼热，及劳虐寒热，脾胃虚乏，男子小便频数，失精，一切虚损。

《本草正义》：治肺胃燥热，津液枯涸，口渴嗌干等症。而胃火炽盛，燥渴消谷，多食易饥者，尤有捷效。

【营养价值】

玉竹为我国常用中药，又名葳蕤、萎蕤、女萎。玉竹为百合科多年生草本植物；其味甘，性平微寒；生用养阴润燥，润泽肌肤；制熟补中和胃；有滋阴润肺，养胃生津之功。

古人称玉竹平补而润，兼有除风热之效，故能驻颜润肤，祛病延年，属滋阴养气补血之品，常用于肺阴受伤、肺燥咳嗽、干咳少痰以及胃热炽盛、津伤口渴、消谷易饥等。

现代药理研究表明，玉竹富含维生素 A、维生素 B、甾体皂苷、黄酮、生物碱、多糖、甾醇、鞣质、黏液质和强心苷等多类成分，具有降血糖、提高机体免疫力、改善心血管系统、抗肿瘤、抗衰老等药理作用，常作为化疗后的调养药物来使用。

【科学实验】

降血糖作用

淀粉糖耐量试验表明，玉竹水提物对淀粉引起的血糖升高有明显的抑制作用。

抗衰老作用

玉竹可通过提高 SOD 活性，增强其对自由基的清除能力、抑制脂质过氧化和降低丙二醛含量，从而减轻对机体组织的损伤以延缓衰老[1]。

参考文献：

[1] 单颖、潘兴瑜、姜东、金艳书、赵良中：《玉竹多糖抗衰老的实验观察中报道》，《中国临床康复》，2006 年第 3 期 。

紫薯

【轶事珍闻】

紫薯营养丰富，具有特殊的保健功能，在日本国家蔬菜癌症研究中心公布的抗癌蔬菜中名列榜首。紫薯是天然的健康食品，是长期选种的结果，与传统的红薯相比，紫薯富含硒元素和花青素。紫薯因皮紫红近黑色，肉呈紫色至深紫色而得名。那抹魅惑的紫色就非常与众不同，很多人做甜点、做粥、做饮料时，常常加点紫薯馅料进去。

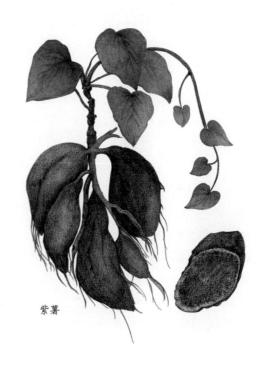

紫薯

【典籍记载】

《图解中草药大全》：（甘薯）益气生津，补中和血，宽肠胃，通便秘。

【营养价值】

紫薯又叫黑薯。现代营养学分析表明，紫薯的营养价值非常高，它含有丰富的花青素类、膳食纤维、多种氨基酸、维生素和矿质元素等营养成分。紫薯所含的维生素包括维生素 A、维生素 B、维生素 C 等。紫薯中的矿物质元素包括钙、锌、铁、铜、锰、硒等，均为天然成分，并且铁和硒的含量非常高，尤其是硒的含量，在各类水果蔬菜中首屈一指。硒又称"抗癌大王"，具有抗癌活性，能抑制癌细胞的生长，并能有效增强机体免疫力，具有良好的保健功能。

紫薯中花青素含量很高，花青素是一种卓越的天然抗氧化剂，能高效地清除自由基，具有抗突变、延缓衰老、增强视力、抗过敏、预防动脉硬化等作用。花青素具有小分子结构，能很好地被人体吸收而发挥保健作用。

现代医学研究表明，紫薯具有清除自由基、预防癌变、保护心脑血管、润肠通便、预防糖尿病并减轻糖尿病并发症等功能。

紫苏

向来暑殿评汤物，沉木紫苏闻第一。
——元·吴莱 《岭南宜蒙子解渴水歌》

【轶事珍闻】

紫苏是一种常见的食材，早在上千年前，它就被用作调味品或野菜来使用，它的嫩叶可生食、煮汤或煎炒，也可腌渍，还可以做消暑解渴的饮品。

紫苏的来历跟千古名医华佗有关。据说有一天，华佗在一处名叫苏仙的海边采药，突然看到一只水獭拼命吞食一条大鱼。吃完后，水獭的肚子胀得圆鼓鼓的动弹不得。这时，一只老水獭含来一束紫色的野草让那只水獭吃下。还没等华佗明白是怎么回事，两只水獭就跳进海里游走了。华佗想，这紫色野草对治疗水獭暴饮暴食有如此神奇的功效，我何不尝试将其用于治病呢？经过长期观察，华佗发现这种草有发表散寒、暖胃、解毒等药理

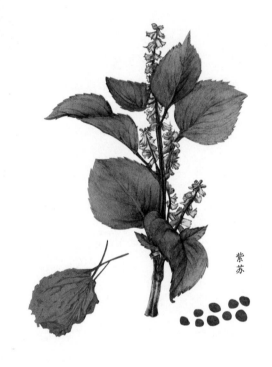

紫苏

作用。后来有一天，一群纨绔子弟暴食湖蟹中毒，吐泻不止，纷纷前来求华佗治疗。于是华佗用那紫色野草煎汁，要他们服下，果然个个停止吐泻。因为这种野草生长在苏仙的海边山坡上，又有紫色叶子，华佗就将其取名为"紫苏"。

《本草纲目》记载，大宋皇帝宋仁宗昭示天下评定汤饮，其结果是"紫苏熟水第一"。据《红墙医生》一书记载，中南海的厨师在给毛主席做鱼虾汤时，喜欢放一些紫苏叶。中国中医科学院主任医师张宁医生认为，这是因为紫苏有着散寒解表、暖胃宽中、助消化等功效。日本人在吃生鱼片的时候，总是同时吃下一些新鲜紫苏的叶和嫩茎，既提味，又能解毒。有些韩国烤肉馆，在烧烤时会提供一盘紫苏叶，用紫苏包着烤肉吃，这样不仅别有风味，还能避免出现胃胀等不适症状。

【典籍记载】

《食疗本草》：除寒热，治冷气。

《本草纲目》：辛，温，无毒。解肌发表，散风寒，行气宽中，消痰利肺，和血温中止痛，定喘安胎，解鱼蟹毒，治蛇犬伤。

《本草汇》：散风寒于肌表，利结气于胸腹，通心益脾胃，利肺除寒中。

《本草从新》：味辛，入气分，利肺下气，定喘安胎。色紫，兼入血分，和血止痛。性温，发汗解饥，祛风散寒。气香，开胃益脾宽中，利大小肠。又解鱼、蟹毒。

【营养价值】

在中药史上，紫苏是一种十分重要的中草药，陶弘景《名医别录》中将其列为中品，其功效在《本草经集注》、《本草纲目》、《药品化义》、《本草汇》等历代医书中均有所记载。它具有行气宽中、和胃止呕的功效，可调治胸腹胀满、呕恶腹泻、脾胃气滞之症，并能解鱼蟹毒、痈疮蛇毒，治疗进食鱼蟹等引起的腹痛、吐泻等症。

紫苏叶营养丰富，含有多种维生素及矿物质，还具有紫苏醛、丁香酚、苏烯酮、紫苏醇、柠檬烯、柠檬醛、α-亚麻酸、多酚类等多种生物活性物质。现代医学研究证实，紫苏叶可解毒、安胎，解热。它能促使伤口早日愈合，调解人体免疫系统机能，同时，对过敏性疾病有疗效而无副作用，在医药食品工业上有着广泛用途。

【科学实验】

缓解炎症及过敏症

临床研究发现，当引发炎症、过敏症的抗原侵入人体以后，白血球会分泌出一种叫"细胞激动素"的物质（TNF）。当TNF的产出量过多的时候，就会引起人体发烧、发炎。通过对两组产生强烈炎症的白鼠对比实验证明，喂紫苏叶提取物的一组白鼠TNF的量减少，炎症得到缓解。说明紫苏叶具有抑制人体内白血球的某种过剩运动的能力，能缓解炎症和过敏症，在改善人的过敏体质方面可发挥作用[1]。

参考文献：

[1] 于长青、赵煜、朱刚、许涛：《紫苏叶的药用研究》，《中国食物与营养》，2008年第1期，第52页。

低聚糖

低聚糖,或称寡糖,是由2~10个单糖通过糖苷键连接形成直链或支链的低度聚合糖,分功能性低聚糖和普通低聚糖两大类。现在研究认为,功能性低聚糖包括水苏糖、低聚木糖、低聚异麦芽糖等。人体肠道内没有水解它们的酶系统,因而它们不被消化吸收而直接进入大肠内优先为双歧杆菌所利用,是双歧杆菌的增殖因子。

水苏糖

水苏糖是从天然植物中提取的一种可以显著促进双歧杆菌增殖的功能性低聚糖,在延缓衰老、调节胃肠道微生态平衡、提高免疫力、排毒、降血脂、降血压方面具有生理功效,已在我国保健食品、美容品等众多领域得到了广泛应用。

水苏糖对人体胃肠道内的双歧杆菌、乳酸杆菌等有益菌群有着极明显的增殖作用,能迅速改善人体消化道内环境,调节微生态菌群平衡。它能促进形成有益菌在消化道内的优势菌地位,抑制产气产酸梭状芽孢杆菌等腐败菌的生产,另外产生大量生理活性物质,调节肠道 pH 值、灭杀致病菌,阻遏腐败产物生成,抑制内源致癌物的产生和吸收,并且分解衍生出多重免疫功能因子,俗称"有益菌的食物"。红茶、乌梅、水苏糖合用,可综合抗炎、抗敏,抑制机体过敏反应。

低聚木糖

低聚木糖又称木寡糖,能高选择性地促进双歧杆菌增殖,改善肠道健康。双歧杆菌能够利用低聚木糖,产生大量短链脂肪酸,能够刺激肠道蠕动,增加粪便湿润度,促进排便,从而防止便秘发生。低聚木糖能量几乎为零,人体摄入低聚木糖时既不影响血糖浓度,也不形成脂肪沉积,热量低,适用人群广泛。人体摄入低聚木糖,除能防止便秘外,还能减少有毒代谢产物的产生,从而减轻肝脏分解毒素的负担,具有保护肝脏的功能。另外,肠道有益菌群在代谢低聚木糖时,会产生维生素 B_1、维生素 B_2、维生素 B_6、维生素 B_{12}、烟酸和叶酸等营养物质,这些营养素能够被人体吸收利用,实现补充人体多种营养素的功能。松花粉富含膳食纤维,易吸水膨胀,为肠道益生菌的生长提供良好环境。松花粉与低聚木糖合用,可促进肠道益生菌增殖,改善肠道健康。

低聚异麦芽糖

低聚异麦芽糖能有效地促进人体内有益细菌双歧杆菌的生长繁殖,故又称为"双歧杆菌生长促进因子",简称"双歧因子"。因为异麦芽糖不能被酵母发酵,因此,添加到面包、发酵乳(酸奶)中,能在食品中发挥特性,促进双歧杆菌的发育。低聚异麦芽糖抗龋齿性甚佳,不易被蛀牙病原菌——变异链球菌发酵,所以产生的酸少,不易腐蚀牙齿。为了保护儿童口腔卫生、预防蛀牙,用低聚异麦芽糖代替白砂糖非常有益。

【答疑解惑】

长期食用低聚木糖缓解便秘会产生依赖性吗？好转后还是否需要继续食用？

日常生活中，人们常对药物或某些嗜好离不开、戒不掉的行为称为"依赖"，例如，酒精依赖、尼古丁依赖、安眠药依赖等。这些都是由于不良生活方式或疾病造成的对某些物质的依赖，是对健康有害的不良嗜好和不良习惯。低聚木糖是保健食品，不会产生依赖。食用低聚木糖产生效果后不建议马上停服。因为人体肠道功能的改善是一个渐进的过程，需要坚持一段时间，使消化系统逐步调整、稳定至较好的状态。

成人每天应食用多少低聚木糖？

低聚木糖是一种难消化的双歧因子，人体摄入后可以不被消化酶降解而进入小肠部位，为肠道菌群中的有益菌利用。每日食用低聚木糖 0.7~2.5 克即可达到很好的通便效果。

木糖醇和低聚木糖有什么不同？

木糖醇是一种具有营养价值的甜味物质，也是人体新陈代谢中间体。一个健康的人，即使不吃任何含有木糖醇的食物，血液中也含有 0.03~0.06 毫克 /100 毫克的木糖醇。在自然界中，木糖醇广泛存在于各种水果、蔬菜中，但含量很低。商品木糖醇是用玉米芯、甘蔗渣等农业作物，经过深加工而制得的，是一种天然健康的甜味剂，被广泛使用于口香糖、牙膏、巧克力、糖果等食品中，在预防龋齿方面，木糖醇口香糖的效果最为显著。

低聚木糖和其他低聚糖如低聚果糖、乳果糖、异麦芽糖等一样，是新近发展起来的一种功能性低聚糖，因其具有独特的生理功能而成为一种重要的功能性食品基料。与其他低聚糖相比，低聚木糖具有显著增殖双歧杆菌的效果，而且具有用量小、耐热、耐酸等特点。

· 参考书目 ·

[1] 冉先德主编：《中华药海》，哈尔滨出版社，1993年第1版。

[2] 陈旸、龙正才：《中华莲文化》，湖南人民出版社，1997年第1版。

[3] 江晓路：《北虫草菌Y3胞内与胞外多糖的免疫药理研究》，《青岛海洋大学学报》，1998年第2期。

[4] 宋一伦：《药食同源的秋梨》，《知识就是力量》，1999年第11期。

[5] 迟玉森：《鸡内金有效成分的提取及其改善肠道保健功能的研究》，《食品工业科技》，1999年第4期。

[6] 陶茶芬：《蛹虫草治疗老年性痴呆疗效观察》，《现代中西医结合杂志》，1999年第12期。

[7] 张仁庆等：《山楂治百病》，上海科学技术文献出版社，2001年。

[8] 沈齐英：《北虫草抗氧自由基和羟自由基作用的研究》，《广西植物》，2001年第3期。

[9] 肖培根、刘勇等：《玛卡——全球瞩目的保健食品》，《国外医药·植物药分册》，2001年第16期。

[10] 何云芳、金晓玲：《佛手的研究现状及发展前景》，《经济林研究》，2001年第19卷第4期。

[11] 余龙江、金文闻等：《玛咖的植物学及其药理作用研究概况》，《天然产物研究与开发》，2002年第5期。

[12] （明）徐光启著：《随息居饮食谱》，陈焕良、罗文华校注，岳麓书社，2002年。

[13] 梁呈元、李维林、张涵庆等：《薄荷化学成分及其药理作用研究进展》，《中国野生植物资源》，2003年第22卷第3期。

[14] 孙艳：《人工蛹虫草子实体对荷肝癌小鼠的抑瘤作用及提高NK,IL-Z活性的研究》，《中国药业》，2002年第7期。

[15] 高洪燕：《莱菔子药理及临床研究》，《中华医药杂志》，2003年第3卷第7期。

[16] 唐裕芳、张妙玲、刘忠义、曾虹燕：《荷叶研究现状与展望》，《食品研究与开发》，2004年第25卷第4期。

[17] 李延斌、李学峰：《百合功效研究》，《中国医药报》，2004年11月11日。

[18] 刘凤云：《沙棘油的药理研究》，《生物学通报》，2005年第2期。

[19] 宁在兰：《茯苓的传说》，《家庭中医药》，2005年8月1日。

[20] 滕燕华、张红：《松花粉与人类健康》，中国轻工业出版社，2005年。

[21] 李艳芳、滕燕华：《竹叶与人类健康》，中国医药科技出版社，2006年。

[22] 单颖、潘兴瑜、姜东、金艳书、赵良中：《玉竹多糖抗衰老的实验观察中报道》，《中国临床康复》，2006年第3期 。

[23] 蔡同一、关桂梧：《素食精品——豆类的营养》，北京师范大学出版社，2007年。

[24] 孟宪水：《玫瑰花的传说》，《花木盆景（花卉园艺）》，2007年第2期。

[25] 凌关庭：《保健食品原料手册》，化学工业出版社，2007年。

[26] （清）赵学敏著：《本草纲目拾遗》，中国中医药出版社，2007年。

[27] 侯长军、张平平、霍丹群：《决明子的应用研究进展》，《海峡医药》，2007年第19卷第7期。

[28]李铁云：《莱菔子水溶性生物碱降压机理的实验研究》，长春中医药大学博士学位论文，2007年。

[29]陆燕：《薄荷的药用价值及作用》，《首都医药》，2007年第14卷第8期。

[30]朱福荣、杨承禹：《杭白菊鉴赏》，浙江摄影出版社，2007年。

[31]杨晓光、赵春媛编：《中医中药轶事珍闻》，人民军医出版社，2007年。

[32]西木、金垟：《营养革命Ⅱ露卡素有机生活》，中国轻工业出版社，2008年。

[33]马猛华、崔波、于海峰等：《玫瑰花的研究进展》，《山东轻工业学院学报》，2008年第22卷第4期。

[34]祝炳俏、吴海歌、刘媛媛等：《黑蒜抗氧化活性研究》，《食品研究与开发》，2008年第29卷第10期。

[35]黄淑玲、李世俊：《豆浆养生一本通》，中国轻工业出版社，2008年。

[36]刘强：《蜂蜜的保健功能与药用便方》，金盾出版社，2008年。

[37]金利泰、姜程曦：《黄精——生物学特性应用及产品开发》，化学工业出版社，2009年。

[38]郭泉水、丛者福、王春玲：《梭梭与肉苁蓉生态学研究》，科学出版社，2009年。

[39]孟爱君：《玫瑰花的药理作用》，《社区医学杂志》，2009年第2期。

[40][日]须见洋行、李国超：《神奇的纳豆激酶（NK）——终结心脑血管疾病的奥秘》，大连出版社，2009年。

[41]段智变著：《纳豆》，中国农业科学技术出版社，2009年。

[42]崔玲主编：《神农本草经》，天津古籍出版社，2009年。

[43]良石、刘慧滢编：《说中药话养生》，吉林科技出版社，2009年。

[44]张国庆著：《中药传奇》，军事医学科学出版社，2010年。

[45]赵强强：《茯苓多糖的抗炎效果及其对小鼠免疫功能影响的初步研究》，华中科技大学硕士学位论文，2010年。

[46]安铁生编：《话说中药》，上海文化出版社，2010年。

[47]李蔓荻、靳婷编著：《食物是最好的药》，金城出版社，2010年。

[48]李泽亮编著：《图解中草药大全》，西苑出版社，2010年。

[49]陈沫金著：《中药的故事》，百花文艺出版社，2010年。

[50]海西州农业资源区划大队编著：《海西蒙古族藏族自治州中藏药材资源》，青海人民出版社，2010年。

[51]葛芸生、王朝香著：《中草药的故事》，希望出版社，2010年。

[52]刘毅、张绍云编著：《滇南地区药用植物》，云南科技出版社，2010年。

[53]马骥、张宏伟主编：《岭南本草集锦》，科学出版社，2010年。

[54]杨自旺、江宏武、张松林：《山药妙用》，人民军医出版社，2010年。

[55]胡天祥：《南美高原植物玛咖的研究进展》，《中医临床研究》，2011年第3卷第19期。

[56]仲婕：《玫瑰花的新药用价值》，《中国医药科学》，2011年第16期。

[57] 邹节明主编：《广西特色中草药资源选编》，科学出版社，2011 年。

[58] 许福荣：《<滇南本草>之食疗》，云南出版集团公司晨光出版社，2011 年。

[59] 丁兆平著：《中药传奇》，山东画报出版社，2011 年。

[60]（唐）孟诜、张鼎撰：《食疗本草》，尹德海评注，中华书局，2011 年 11 月第 1 版。

[61]（清）黄宫绣编著：《本草求真》，刘理想、潘秋平校注，学苑出版社，2011 年 1 月第 1 版。

[62]（清）张璐著：《本经逢原》，顾漫、杨亦舟校注，中国医药科技出版社，2011 年 1 月第 1 版。

[63]（清）叶天士撰：《本草经解》，张淼、伍悦点校，学苑出版社，2011 年 3 月第 1 版。

[64]（清）王士雄原著：《随息居饮食谱》，天津科学技术出版社，2012 年。

[65]（清）王士雄著：《农政全书》，宋咏梅、张传友校注，天津科学技术出版社，2012 年。

[66] 吕懿平：《莱菔子提取物脉冲控释片的制备工艺及质量标准研究》，成都中医药大学硕士学位论文，2012 年。

[67] 南京中医药大学：《中药大辞典》，上海科学技术出版社，2012 年 2 月第 18 次印刷。

[68]（清）郭佩兰撰：《本草汇》，王小岗、庄扬名、张金中校注，中医古籍出版社，2012 年 6 月第 1 版。

[69] 林乾良：《茶寿与茶疗》，中国农业出版社，2012 年。

[70] 郭卫军主编，中国保健协会科普教育分会组织编写：《纳豆与心脑血管疾病——纳豆大健康的奥秘》，中国医药科技出版社，2012 年。

[71] 张虹编：《趣话中药》，人民军医出版社，2012 年。

[72] 张健著：《讲故事学中药》，山西科学技术出版社，2012 年。

[73] 国家药典委员会编：《中华人民共和国药典》（2010 年版增补本），中国医药科技出版社，2012 年。

[74] 胡皓、胡献国编：《识中药讲故事》，人民军医出版社，2013 年。

[75]（明）兰茂撰：《滇南本草》，陆拯、包来发、陈明显校点，中国中医药出版社，2013 年。

[76]（明）卢和、旺颖著：《食物本草》，作家出版社，2013 年。

[77]（明）李时珍著：《本草纲目》，王国庆主校，中国中医药出版社，2013 年。

[78]（唐）苏敬编撰：《新修本草》，山西科学技术出版社，2013 年。

[79]（清）吴仪洛撰：《本草从新》，陆拯、赵法新、陈明显校点，中国中医药出版社，2013 年。

[80] 罗迎春、孙庆文主编：《贵州民族常用天然药物》，贵州出版社，2013 年。

[81] 王慧楠：《疏风清热的心灵补药薄荷》，《健身科学》，2013 年。

[82] 聂东升、戚飞等：《玛咖对性功能影响及相关健康功效研究进展》，《中国性科学》，2013 年第 22 卷第 9 期。

[83]（梁）陶弘景纂，尚志钧辑校，尚元胜、尚元藕、黄自冲整理：《名医别录》（辑校本），中国中医药出版社，2013 年。

图书在版编目（CIP）数据

健康食材知识手册 / 《健康食材知识手册》编委会主编 . -- 北京 ：经济管理出版社，
2014.6

ISBN 978-7-5096-3084-6

Ⅰ . ①健… Ⅱ . ①健… Ⅲ . ①食品营养—手册 Ⅳ . ① R151.3-62

中国版本图书馆 CIP 数据核字（2014）第 079038 号

组稿编辑：何　蒂
责任编辑：何　蒂　丁慧敏
责任印制：黄章平
责任校对：张　青

出版发行：经济管理出版社
　　　　　（北京市海淀区北蜂窝 8 号中雅大厦 A 座 11 层　100038）
网　　　址：www.E-mp.com.cn
电　　　话：(010)51915602
印　　　刷：北京奇良海德印刷有限公司
经　　　销：新华书店
开　　　本：720mm×1000mm/16
印　　　张：11.25
字　　　数：223 千字
版　　　次：2014 年 6 月第 1 版　2014 年 8 月第 2 次印刷
书　　　号：ISBN 978-7-5096-3084-6
定　　　价：39.80 元